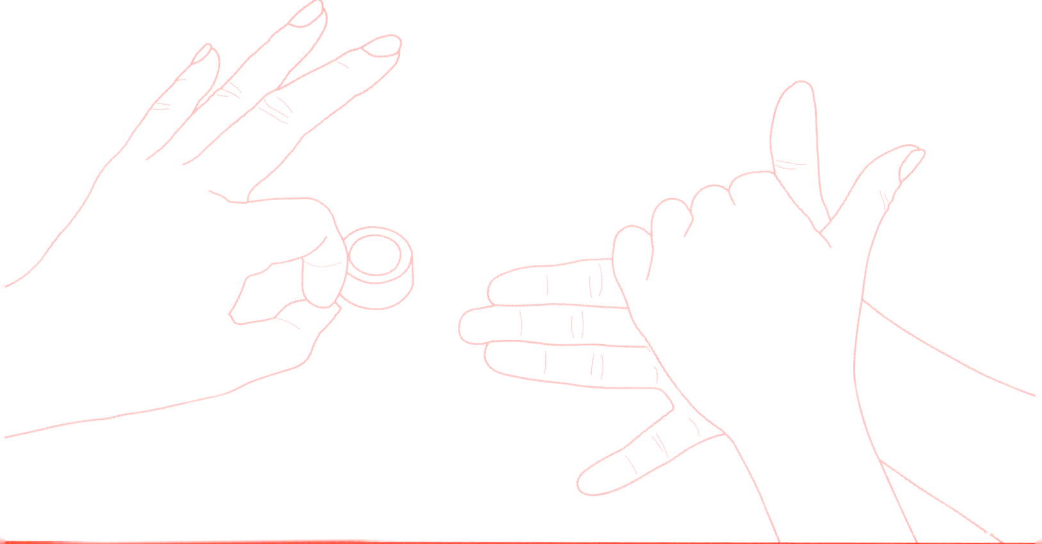

最新ワザ!

100歳までボケない 手指体操

監修・白澤卓二

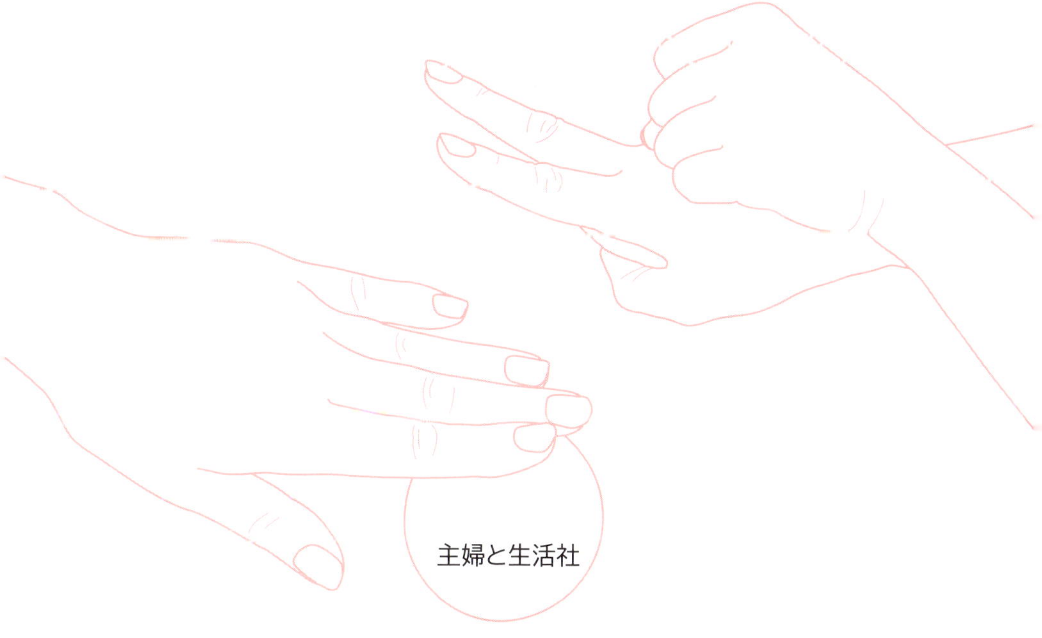

主婦と生活社

はじめに

すぐに始められる「手指体操」で、今日から認知症予防を！

認知症は「予防」が肝心

人口の高齢化に伴い、認知症の患者数は増加の一途をたどっています。高齢者医療費や介護費用の増大が国の財政を圧迫し、社会全体の大きな問題のひとつになっています。高齢化社会や認知症に対する危機感は、ますます高まっているといえるでしょう。

これらの問題は日本に限ったことではなく、高齢化を迎える世界の国々でも同様に深刻で、認知症の治療や予防についても、世界各地でさまざまな研究が進められています。

しかし今なお、認知症の進行を完全に食い止める治療法や薬は、確立・開発されていません。認知症は発症を予防することが肝心であるという認識は、本シリーズの第一弾が出版された４年前にも増して、広がりを見せています。

認知症が生活習慣病であるという認識を持つ医師も増え、予防の重要性が伝えられる機会も増えてきました。それでも、認知症の予防を指導できる医療機関は、日本にはほとんどありません。

そこで私は、この６月に、「認知症予防」に特化したクリニックを開設しました。

クリニックでは磁気刺激治療（ＴＭＳ）によって、ストレスの慢性的蓄積を防ぐ方法で、認知症の発症リスクを減らす治療を行っています。また、食事や運動、生活習慣指導などを中心に、認知症を予防するための具体的な方法をアドバイスしています。

本書の冒頭でも、クリニックで紹介している認知症の最新情報について、いくつか紹介しているのでご活用ください。

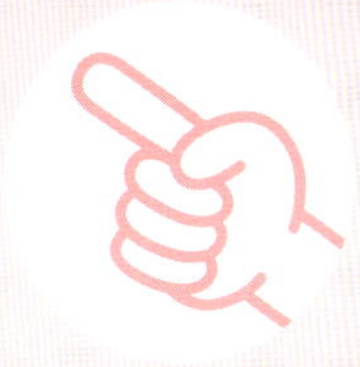

いつでも、どこでもできる「手指体操」を日々の生活に

　認知症の発症年齢は65歳以上が大半を占めますが、脳の老化は40代後半から始まっています。そのため認知症を予防するには、少しでも早い生活習慣の改善が大切で、まずは、日頃の生活を見直し、認知症のリスクを高める習慣を改めることが必要になります。

　そのうえでおすすめしたいのが、脳を刺激する認知症予防対策です。本書で紹介している手指体操は、光トポグラフィによる実験により、その有効性が証明されています。特別な道具も必要なく、日常の中で手軽にできる予防法として最適です。

　最初はうまくできなくても、その難しさこそが、脳に刺激を与えて活性化させます。チャレンジ精神を持って、ひとつひとつを丁寧に、根気強く行ってください。

　手指体操を日々の生活に取り入れていただき、多くの方たちが豊かな生活を実現されるように願ってやみません。

2016年8月
新宿白澤記念クリニック最高顧問
白澤卓二

◆認知症予防専門医院
新宿白澤記念クリニック
東京都渋谷区代々木2-9-2　久保ビル6階
TEL 0120-428-300　http://shirasawa-memorial-clinic.com

もくじ

第2章　身近な道具で

第3章　家事をしながら

もくじ

第4章 手作り昔遊び

序章

認知症は予防できる！

認知症予防と治療の今 ～最新情報～

ボケずに、元気で長生きしたい。
誰もが持つ願いですね。
そこでまず、認知症にまつわる研究の最新情報や、
手指体操の効果的な取り入れ方などをご紹介します。

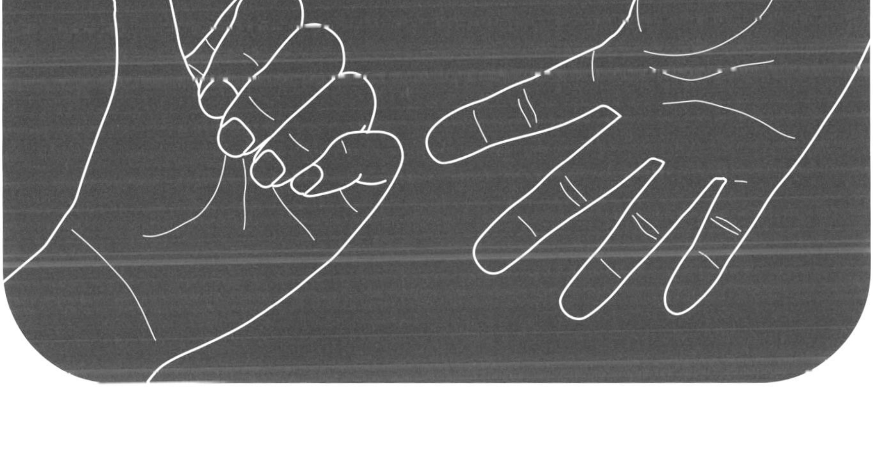

認知症予防の最新情報

認知症の予防はストレス対策から！

認知症予防に関する情報が更新される中、認知症とストレスの関係が、今、注目されています。

認知症とストレスの関係

厚生労働省の推計では、2015年の認知症患者数は約345万人、2020年には410万人、さらに2025年には470万人に達すると予想されています。割合で見ると、2025年には65歳以上の高齢者の約13％が認知症患者だということになります。

認知症は年齢を重ねるごとに発症のリスクが高まりますが、近年では、64歳以下の「若年性アルツハイマー病」が増えているという実情があります。

認知機能の低下は45歳から始まるといわれる中で、若年性アルツハイマー病の増加は、脳の老化のスピードが早まる人が増えてきたということを示唆しています。ここから見えてきたのが、認知症とストレスの関係です。

うつ病の研究から、ストレスは脳への血流を減少させ、それによって脳の機能を低下させること、ストレスによって放出されるホルモンが、脳の神経細胞にダメージを与えることがわかっていました。

このストレスによる脳への影響は、そのまま脳の老化においても説明がつきます。つまり、ストレスは脳の老化を加速させ、認知症の発症を早めているのです。

早期予防で大事なのはストレス対策

脳の老化、脳の認知機能の低下が始まるとされる40代後半は、会社では中間管理職として、また家庭では子どもの受験や親の介護など、多くの問題を抱える年代です。この時期に大きなストレスを抱えることは、認知機能の低下を加速させることになります。

そのため、認知症予防において、日頃のストレスをどう解消するかが、重要なテーマになってきます。

ストレス解消法は人それぞれあるでしょうが、脳のストレス解消におすすめなのは、音楽鑑賞や絵画鑑賞です。

音楽においては特に、オルゴールやパイプオルガンなど、古くからの楽器を使った音楽にストレスを軽減させる効果があるといわれています。人の耳では聞き取れないオルゴールの音の響きが脳の血流を回復するとして、認知症予防にも「オルゴール療法」が期待されています。

また、深い呼吸も有効。ヨガや座禅など、深い呼吸をくり返すことで、脳への血流が高まり、ストレスが解消されます。

小麦の摂取にも要注意！

脳にかかるストレスというのは、実は、精神的なストレスばかりではありません。意外に思われる方も多いでしょうが、食べ物からもストレスを受けることがあります。

代表的なのは、パンやうどんなどの小麦です。小麦に含まれるグルテンが、脳の中枢神経に何らかの影響を与えていると考えられています。パンやパスタ、うどんを食べると、食後に眠気が襲ってくるという経験はありませんか。その眠気は、脳がストレスを受けているサインだと考えられます。

また、小麦は、砂糖以上に摂取後の血糖値を急激に上げるという特徴があります。血糖値が高い状態は認知症のリスクを高めるので、認知症予防のために、小麦は控えたい食品だといえるでしょう。

さらに、小麦を含む炭水化物は、認知症の予防に有効な脳のエネルギー源である「ケトン体」の合成を妨げてしまいます（ケトン体については、次の項目でもう少し詳しく説明します）。

認知症の発症危険因子には、糖尿病、高血圧、中年期の肥満などがあり、いずれも食生活と大きな関わりがありますから、認知症の予防のためにも、日頃の食生活を見直してみてください。

認知症予防の救世主「ココナッツオイル」

最近、認知症を予防する食品として注目されているのが「ココナッツオイル」です。ココナッツオイルに含まれる中鎖脂肪酸の持つ代謝機能向上作用が、脳への血流量を増加させ、認知症の症状の改善や予防に役立ちます。

脳は普段、ブドウ糖をエネルギー源にしているのですが、認知症の中でも半数を占めるアルツハイマー病の場合は、ブドウ糖をエネルギー源として利用できません。そのため、常に脳がエネルギー不足の状態となって、認知機能のさらなる低下が起こります。

ところがココナッツオイルを摂取すると、体内でケトン体を合成して脳へエネルギーを供給してくれるため、エネルギー不足が解消され、認知機能の働きが改善するのです。脳へのエネルギー供給は、脳への血流を増加させる働きもあるため、認知症の予防にもつながります。

実はココナッツオイルは、4000年の歴史を持つアーユルヴェーダ（予防医学）の治療薬でもあり、その処方によれば、認知症の予防または症状の改善のためには、毎日大さじ３杯程度が目安です。

料理に使ったり、コーヒーや紅茶に混ぜたりなど、毎日の食生活にぜひ、ココナッツオイルを加えてみてください。

脳の仕組みとボケの関係

なぜ年をとると ボケるのか？

ここでは改めて、なぜ人は年をとると認知症のリスクが高まるのか、そのメカニズムについて説明します。

ボケるとは 記憶や判断力が損なわれた状態

人間の脳の中は、数十兆個もの神経細胞が詰まっており、神経細胞同士は神経線維のネットワークでつながっています。このネットワークの中で、さまざまな情報を伝える働きをしているのがシナプスです。

老化や、脳血管障害（脳出血・脳梗塞）などによって、脳の神経細胞が破壊されたり、シナプスの働きが弱くなったりすると、ネットワークが途切れて脳の認知機能が低下します。

この脳の認知機能の低下によって、たとえば、ものごとを記憶したり、判断したりする力が損なわれてしまった状態が、「ボケ＝認知症」です。

いわゆる老化による認知症は「遅発性認知症」と呼ばれ、64歳以下で発症する認知症は「若年性認知症」と呼ばれます。

老化による認知症の大半は
アルツハイマー病と脳血管性の認知症

老化による「遅発性認知症」は、一般的には70歳代から症状が出てくることが多く、主なものにアルツハイマー病と脳血管性の認知症とがあります。

アルツハイマー病は、老化によってアミロイドβたんぱくという物質が脳にたまることで、神経細胞が破壊されて起こります。

脳血管性の認知症は、老化に伴う動脈硬化などによって脳の血管が詰まり、神経細胞が破壊されることによって起こります。

どちらも主な症状として、もの忘れがあります。特にアルツハイマー病は、記憶に関わっている海馬の神経細胞が破壊されてしまうので深刻です。海馬の神経細胞が破壊されてしまうと、数時間前の記憶（短期記憶）が保持できず、たとえば朝食に何を食べたかをお昼ごろにはもう覚えていない、という状態を引き起こします。症状が進むと、朝食を食べたかどうかも、覚えていることができません。

脳に刺激を与えれば、脳細胞が増え、
認知症は予防できる！

老化によって破壊された脳細胞は、残念ながら元に戻すことはできません。しかし、神経細胞は脳に刺激を与えることで、新しく生成され、また、神経細胞間の情報を伝える役割をしているシナプスも、脳への刺激によって強化されるのです。

これは、「刺激の多い環境と少ない環境では、脳にどのような差が生じるか？」をテーマに行われたネズミによる実験でも明らかになりました。何もない環境に置かれたネズミより、ランニングマシーンやトンネルなど運動環境を与えられたネズミのほうが１か月後の脳の神経細胞の数が多く、明らかに脳の機能が向上していたのです。

この実験により、脳を刺激することで神経細胞は新たに生成され、脳への刺激が認知症予防に役立つことが明らかになりました。

光トポグラフィ診断による
実証報告

手指体操の
ボケ予防効果とは？

脳に刺激を与えれば、認知症は予防できます。では、具体的に、どうすれば脳に刺激が与えられるのでしょう。

脳を刺激するには
「頭を使う」こと

脳に刺激を与えるには、「頭を使う」ことが必要です。こう書くと、特別なことが必要なように聞こえますが、人は無意識のうちにも頭を使っています。何かをボーッと見たり、何となく考えごとをしているときにも、脳は活動しているのです。

ただ、脳の神経細胞を増やすために「頭を使う」となると、何となく考えたり、さほど意識をしなくてもできる行動に、脳から指令を出す程度では十分ではありません。

最近では、「脳トレ」をうたったパズルや塗り絵などもあります。難しいパズルの問題を解いたり、イメージしながら色を塗ることで、頭を大いに使うことになる、いいメソッドだと言えます。とはいえ、改めて「脳トレ」の時間をつくるのは…という方も多いでしょう。

そこでおすすめなのが、毎日のちょっとしたすき間時間にできる「手指体操」です。

「手指を使った体操」は最も効果的な脳トレ

昔から、「手先を使った細かい作業は脳にいい」といわれてきました。昔の人は経験から、手指と脳の密接な関係に気づいていたのでしょう。実際に、手指の動きを通しての脳への刺激は、体のほかの部位以上に、脳を活性化させることが明らかになっています。

下の「ホムンクルスの図」は、脳の運動野において、体の各部位がどのように配置されているかを表現したものです。手指と顔が他の部位よりも大きな面積を占めているのがわかるでしょう。

つまり、手指を動かすことは他の部位を使うより、脳を刺激する効果が高いということなのです。

職人や画家、ピアニストなどに、ボケずに長生きしている人が多いのは、手指から脳への刺激が、絶えず行われているからかもしれません。

ホムンクルスの図

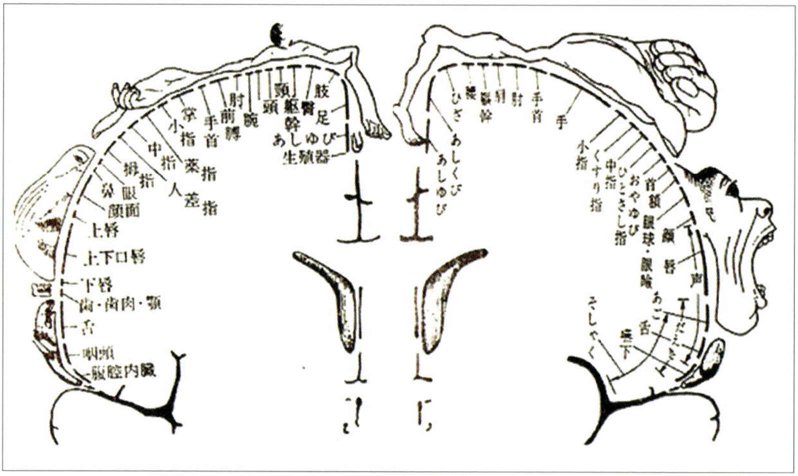

「手指体操」をしているときの脳の血流量を測定

「手指体操」によって、脳がどのように刺激されるのかを「光トポグラフィ」という機械を使って実験してみました。

光トポグラフィとは、体に無害な近赤外光を使って、脳の表面の血流量の変化パターンを表示するというものです。

脳は刺激を受けると血液が多く流れますが、光トポグラフィでは、血液の流れる量の変化を、青と赤の色を使って表します。

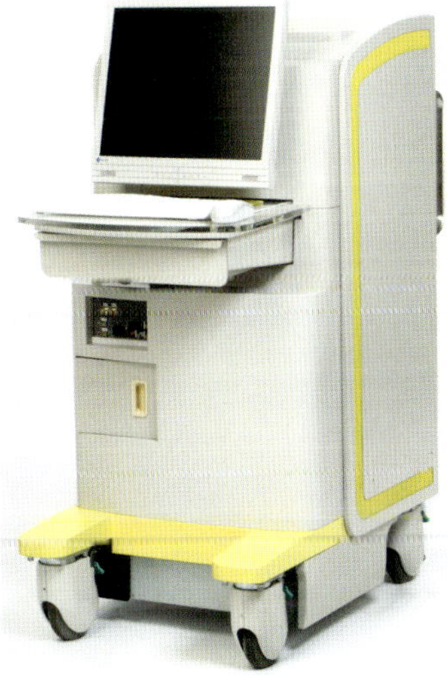

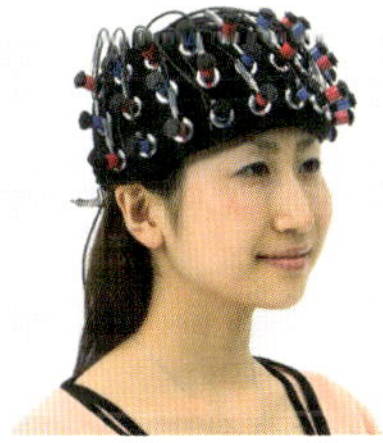

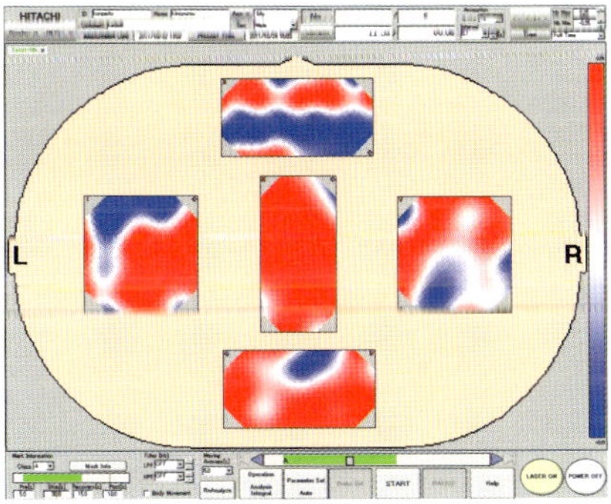

光トポグラフィでは、何もしていない状態（レスト）と活動時の状態（タスク）の血流量の比較で色の強弱が出ます。青色が血流量の変化が少ない状態、赤色は血流量が増えた状態を表しています。

「手指体操」の
脳トレ効果を実証

下の画像は、実際に「手指体操」を実施したときの脳の血流の変化を光トポグラフィで調べたものです。

左は、何もしていない「安静時」の画像で、血流量の変化が少ない青色が大部分を占めています。一方、右は、「手指体操」をしているときの画像。全体が赤くなって、脳への血流量が増えたことがわかります。

60歳代の健康な男女各２名、計４名で同じ実験を行ったところ、全員に同様の結果が見られました。

何もしていないとき

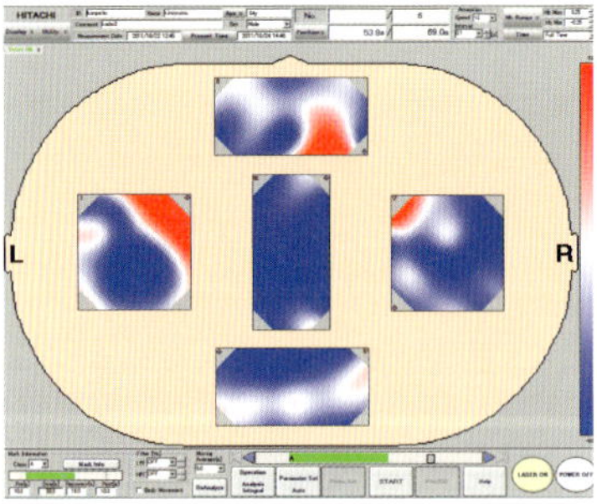

「手指体操」をしているとき

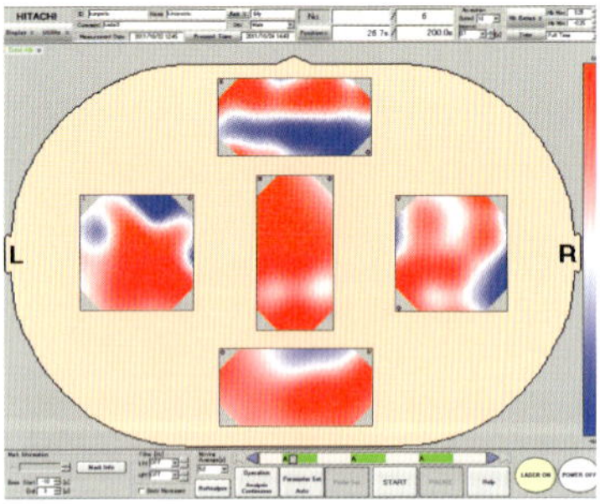

右の画像は、上の画像とは異なる「手指体操」を行ったときのものです。脳の血流量が変化した領域（赤）が上の画像とは異なっていることがわかります。

つまり、いろいろな「手指体操」を行うことで、脳を広範囲に活性化させることができるということです。

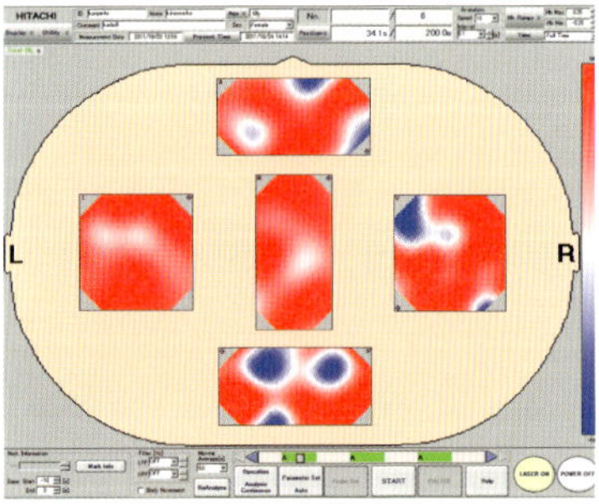

実践のためのポイント

手指体操をより効果的に行うには？

脳をより効果的に使うための「手指体操」活用法を紹介します。

ポイント1

いろいろな種類の「手指体操」に挑戦する

　光トポグラフィの測定によって、同じ手指体操では、同じ箇所しか刺激されない、ということが明らかになりました。動きに慣れてしまうと、脳はそれを刺激とは受け取らなくなることから考えても、同じ手指体操を続けるだけでは、効果的な脳トレにはなりません。

　大切なのは、できるだけいろいろな種類の手指体操に挑戦し、脳をさまざまなパターンで活性化することです。そのためにも、動きに慣れてきたら別の手指体操にチャレンジしたり、ひと通りできるようになったら左右の手をかえたり、難易度を上げたりしてみましょう。

「ちょっと難しい」「なかなかうまくできない」と感じるくらいが、脳への効果的な刺激になるのです。

ポイント２

手指に意識を集中させて行う

脳への刺激効果を高めるには、手指の動きに意識を集中させることも大切です。もちろん、テレビを見ながらや、誰かと話しながら行うことでも一定の効果は期待できます。少なくとも手指の動きをコントロールする運動野は刺激されるからです。

しかし、脳をより活性化するには、脳をフルに働かせたほうが効果的なのです。

手指をどのような順番で動かすか考えたり、順番を記憶したり、写真をじっくりと見て手指の複雑な形を理解したりなど。テレビのコマーシャルの間など、ちょっとしたすき間の数分間、意識を手指に集中させて行ってみてください。

半ば無意識に行っている日常の料理や掃除なども、利き手と違う手を使ったり、いつもと違う動かし方をすれば、その作業への集中力が高まり、脳への活発な刺激となるでしょう。

ポイント３

１日トータル10分を目標にする

週に１度、まとめて時間をとって手指体操をするよりも、１回数分、１日トータル10分（３種類程度）を目標に、毎日少しずつ続けることをおすすめします。

長い時間続けて行うと、作業に慣れて効果が減少する、脳が疲れて刺激に鈍感になるというマイナス要素もあります。

とはいえ、いつでもできると思うと、結局やらずに終わってしまいがち。お茶やコーヒータイムに１回、テレビのコマーシャルタイムに１回、バスや電車に乗ったら１回、寝る前の布団の上で１回など、手指体操タイムを決めておくと、実行しやすいです。

では、さっそく今から１回、手指体操に挑戦してみませんか？

第1章

手指だけで

道具を使わずに手指の動きだけで
脳への刺激になる体操

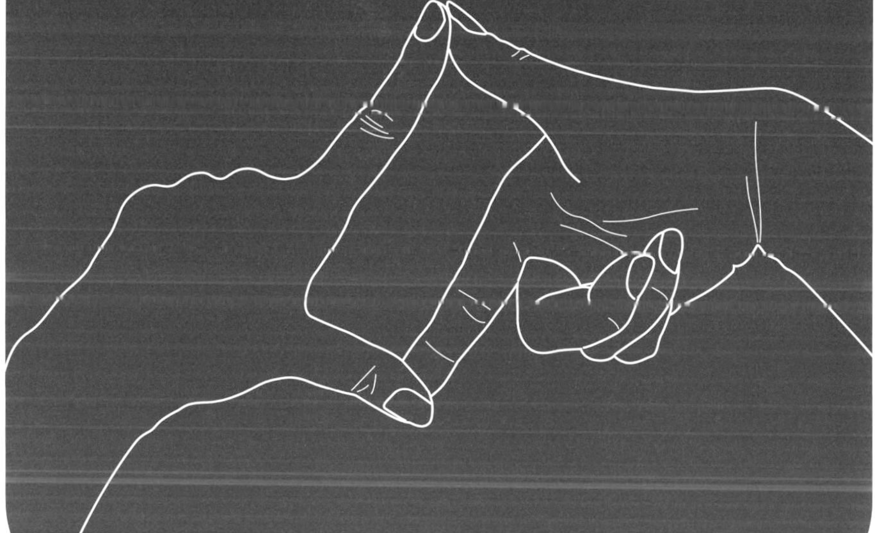

指の体操 1

しゃくとりむし

親指と人さし指をリズミカルに動かす手指の体操です。指先に意識を集中させ、確実に指を動かしていくことで、脳の血流量が増加します。

基本の動き　左右の親指同士と人さし指同士をくっつけて三角形を作る。左右の手で交互に親指と人さし指をくっつけたり離したりしながら、前進するように動かす。

スタート

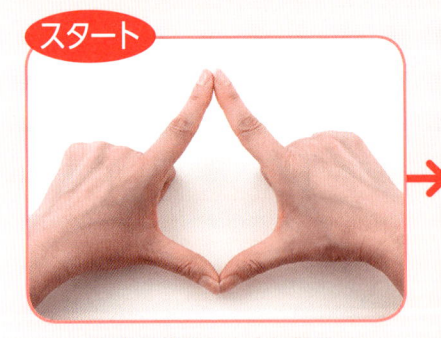

両方の親指と人さし指で三角形を作ってスタート。

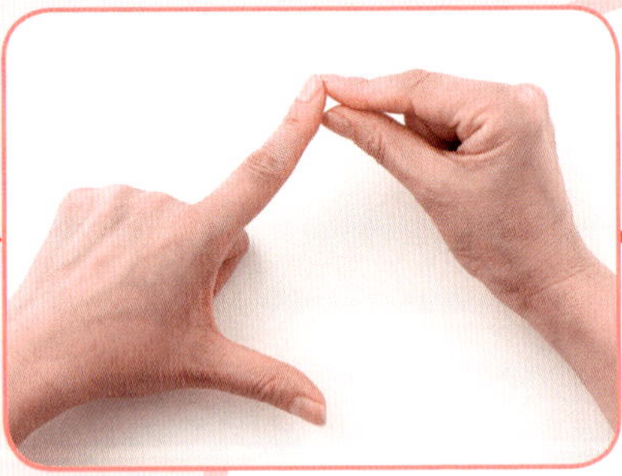

右手の親指を離して、人さし指につける。

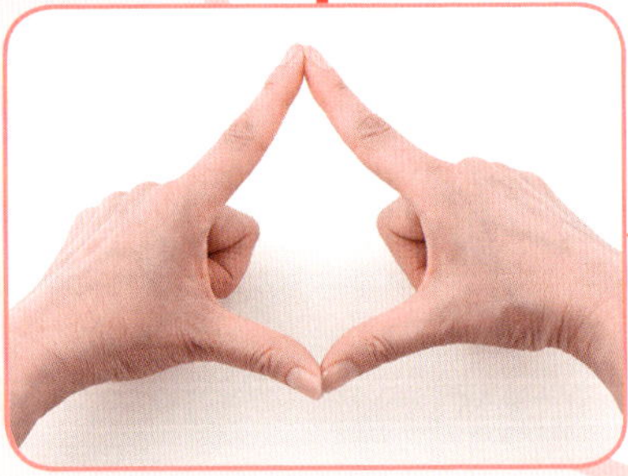

左手の人さし指を離して伸ばし、スタートの形に戻る。

10回くり返す

POINT

はじめはゆっくり確実に。慣れてきたらテンポを速くしたり、遅くしたりと変化させることで、集中力がアップします。

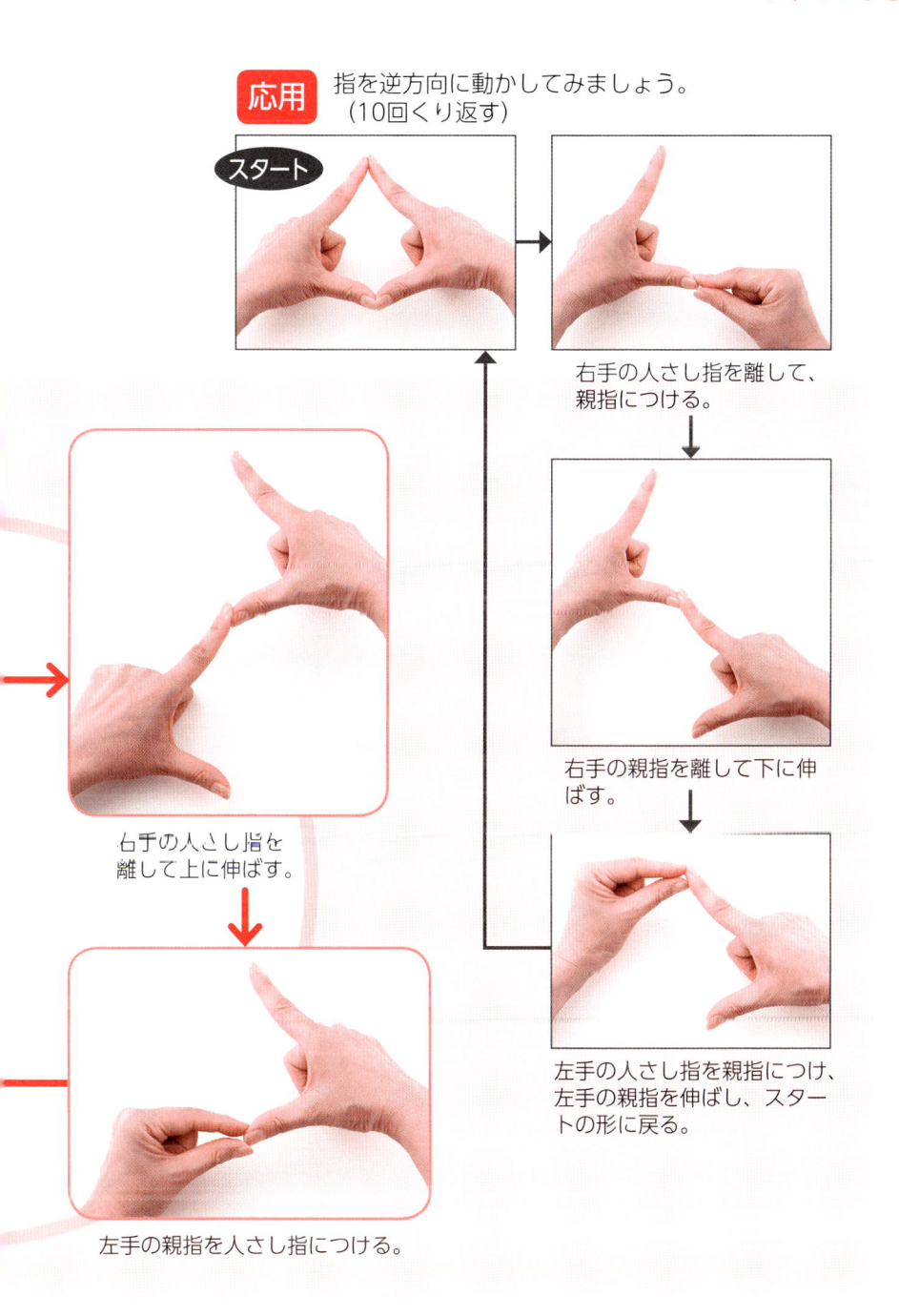

応用 指を逆方向に動かしてみましょう。
（10回くり返す）

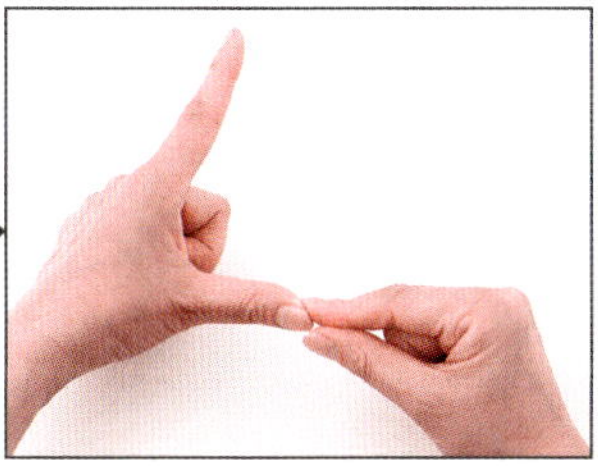

右手の人さし指を離して、
親指につける。

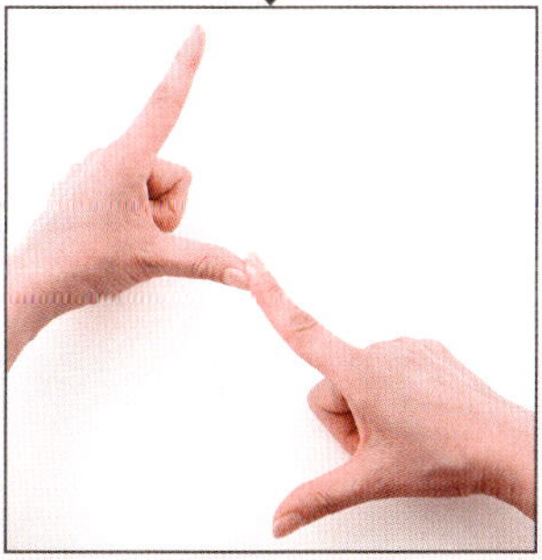

右手の親指を離して下に伸
ばす。

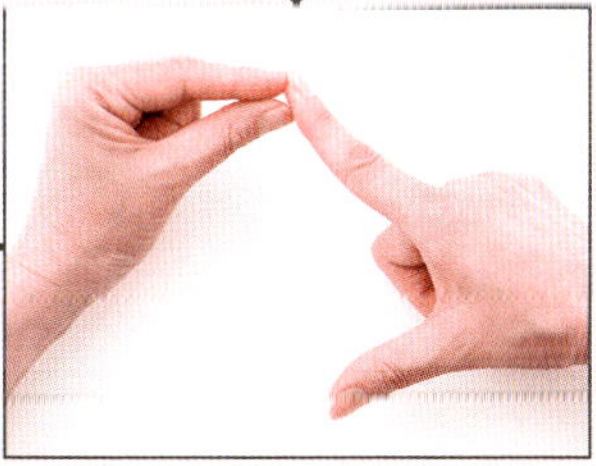

左手の人さし指を親指につけ、
左手の親指を伸ばし、スター
トの形に戻る。

右手の人さし指を
離して上に伸ばす。

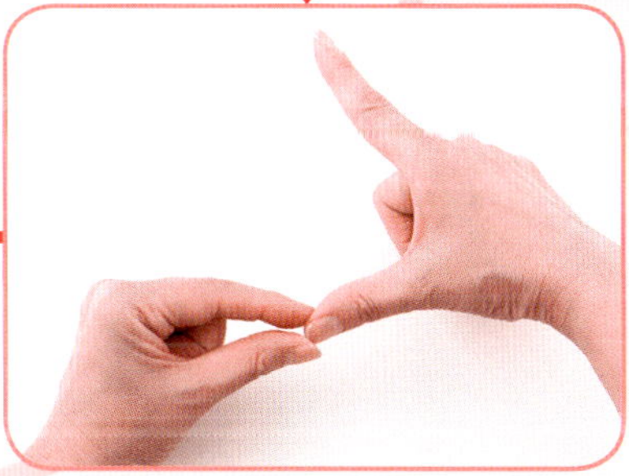

左手の親指を人さし指につける。

指の体操 2

かざぐるま

前のページの「しゃくとりむし」のアレンジです。違った動きを加えることで、脳への新しい刺激となります。

基本の動き　写真のように左右の親指と人さし指をくっつけてひし形を作る。上でくっついた指を軸にして、回転させ、下の指を上でくっつけて、再びひし形にする。交互にくり返す。

スタート

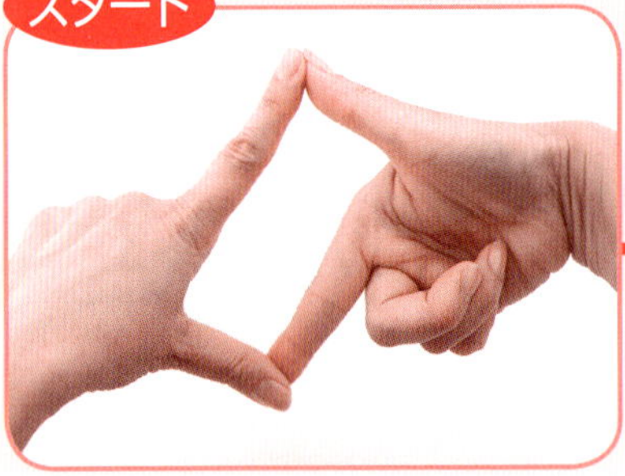

左手は甲を、右手は手のひらを手前にして、親指と人さし指をくっつけてひし形を作る。

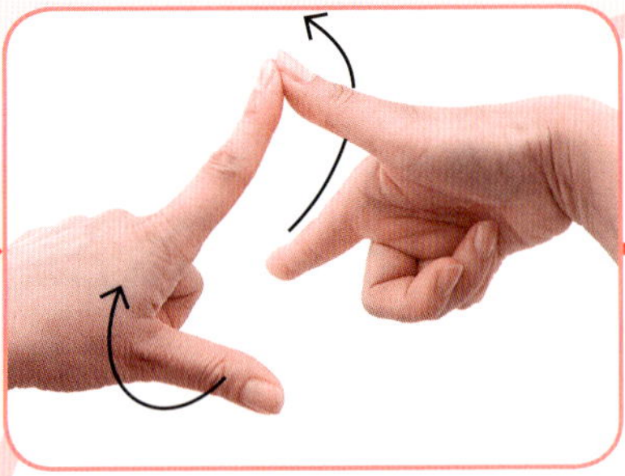

上でくっついた親指と人さし指を軸にして、回転させる。

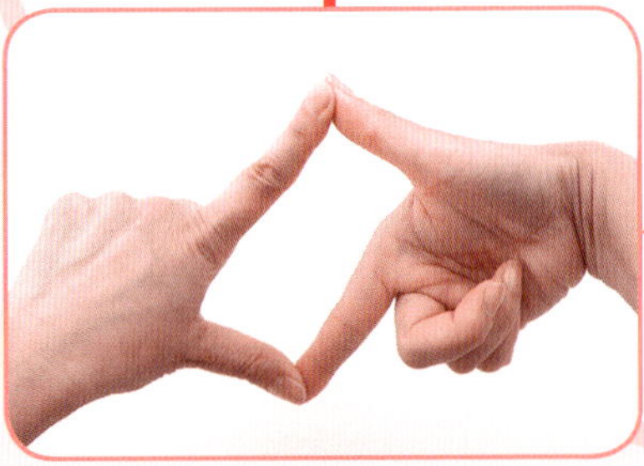

いったん離した右手の親指と左手の人さし指をくっつけて、ひし形を作る。

POINT

前ページの「しゃくとりむし」と交互に行うなど、違った動きを取り入れながら行うことで、さらに脳が活性化します。

応用

今度は、下でくっついた親指と人さし指を軸にしてみましょう。（5回くり返す）

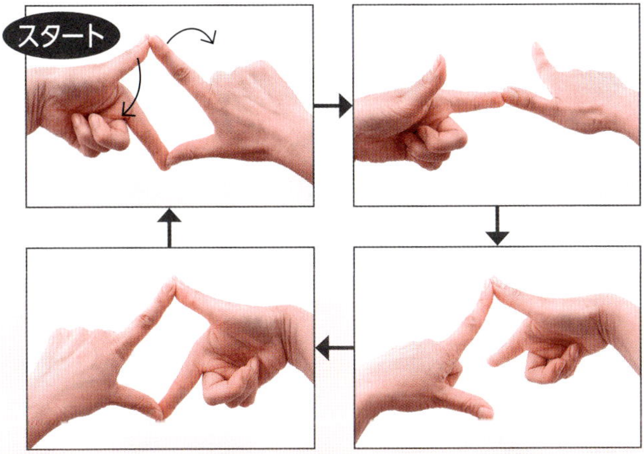

5回
くり返す

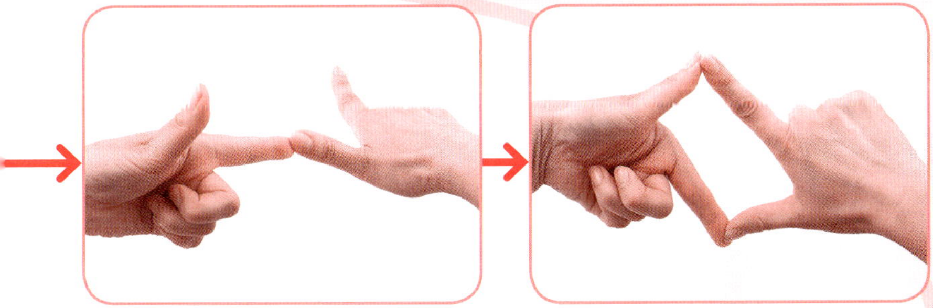

いったん離した右手の人さし指と左手の親指をくっつけて、ひし形を作る。

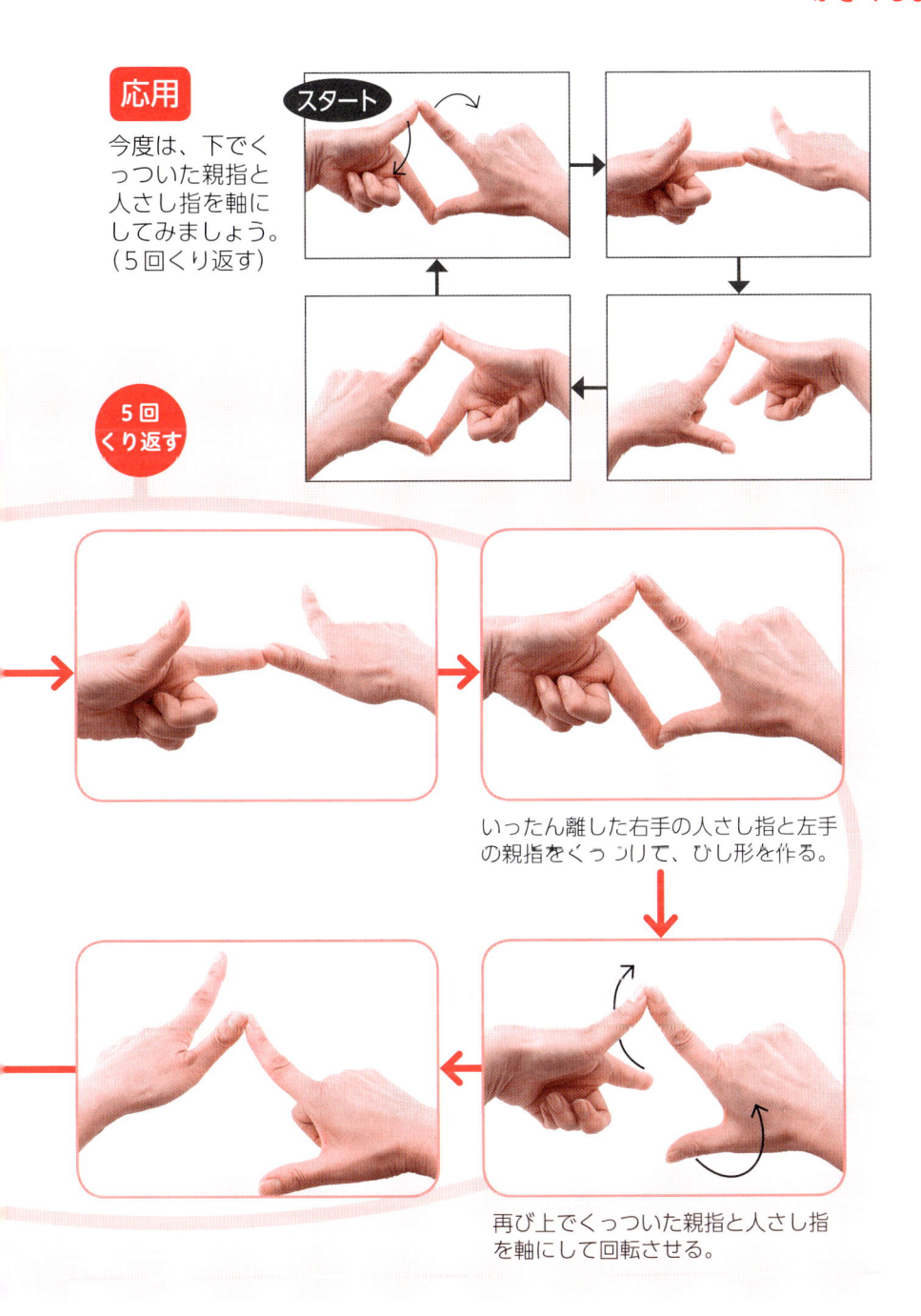

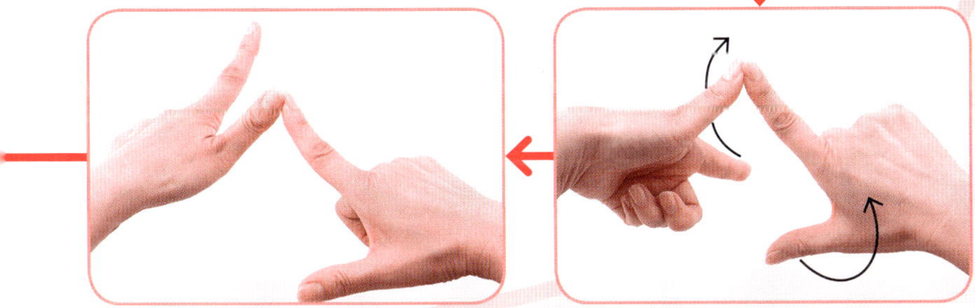

再び上でくっついた親指と人さし指を軸にして回転させる。

指の体操 3

でんでんむし

グーとチョキの手の形を組み合わせて、ポーズを作ります。歌に合わせて素早くリズミカルに手の組み合わせをかえると、脳が活性化します。

基本の動き

歌をうたいながら、左右の手でグーとチョキの形と手の上下を入れ替える。

この動きを1拍ごとにくり返す。

POINT

・グーはしっかり手を握る、チョキは2本の指をきちんと伸ばすことを意識しましょう。
・しっかりとリズムに合わせて、左右の手を入れ替えましょう。

スタート

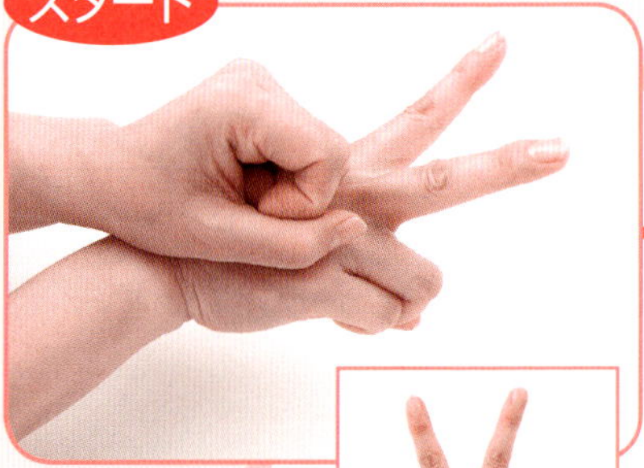

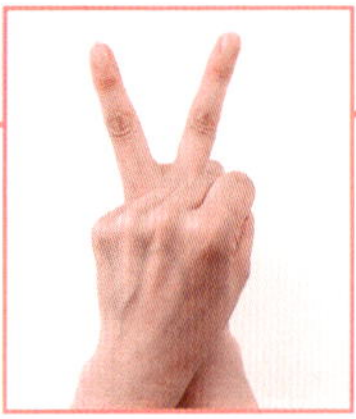

上から見たところ

♪でん
右手でチョキを、左手でグーを作り、右手の上に左手を乗せる。

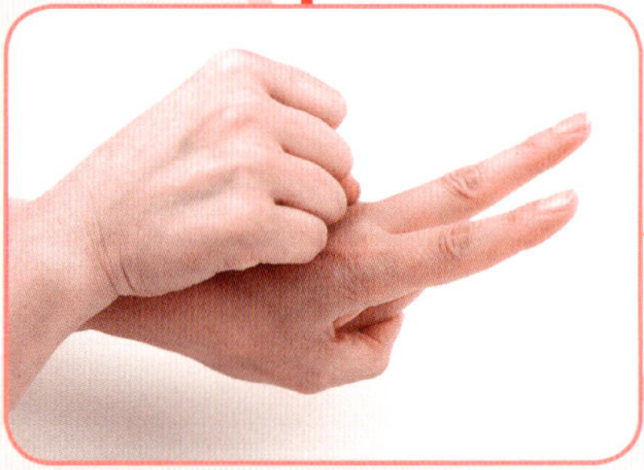

♪むし
再び右手をグーに、左手をチョキにして、左手の上に右手を乗せる。

難しいときは…

「ヘリコプター」

手の形をグーとパーに変えて、グーの上にパーを乗せる「ヘリコプター」から始めてみましょう。

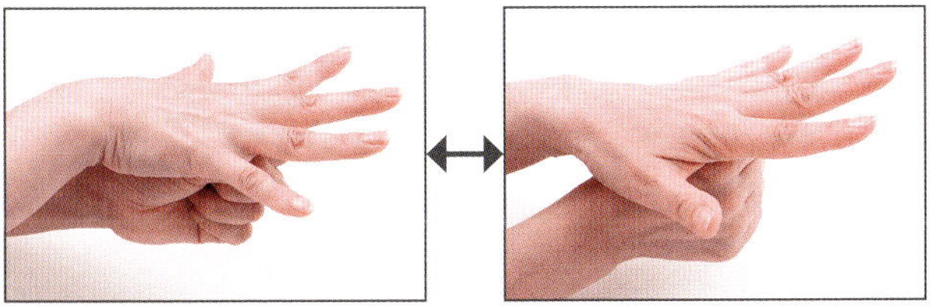

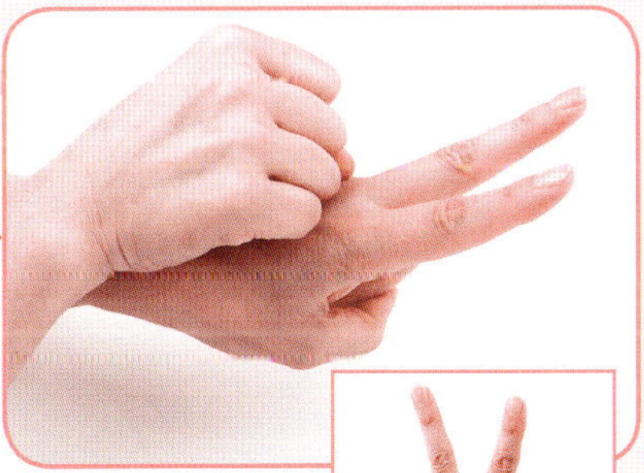

♪でん

右手をグーに、左手をチョキにして、左手の上に右手を乗せる。

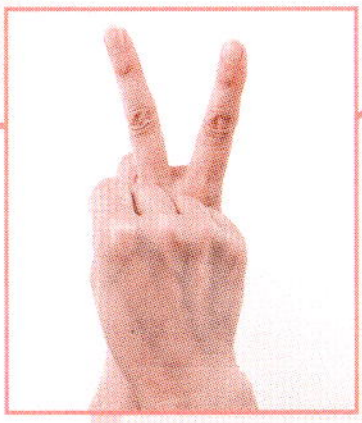

上から見たところ

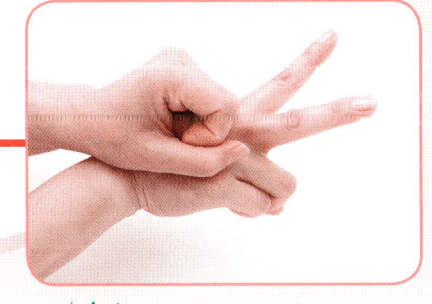

♪むし

右手をチョキに、左手をグーに戻し、右手の上に左手を乗せる。

歌詞

でんでんむしむし
かたつむり
おまえの　あたまは
どこにある
つのだせ　やりだせ
あたまだせ

でんでんむしむし
かたつむり
おまえの　めだまは
どこにある
つのだせ　やりだせ
めだまだせ

指の体操 4

いちにのさん その1

リズムに乗って、軽快に指を動かしましょう。リズムに合わせてしっかりと指を動かすことで、脳への刺激と集中力が生まれます。

スタート

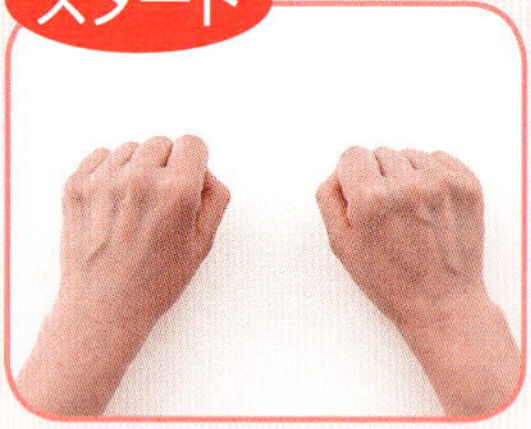

両手を握ってスタート。

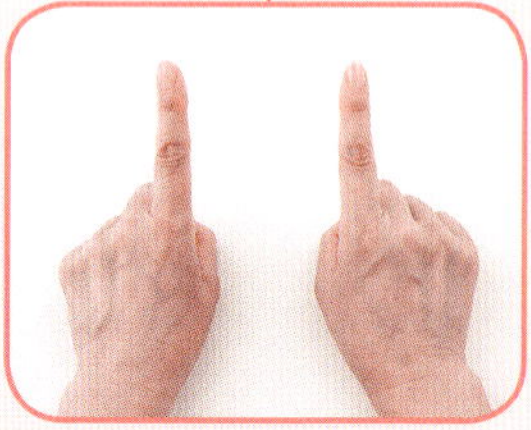

♪いち

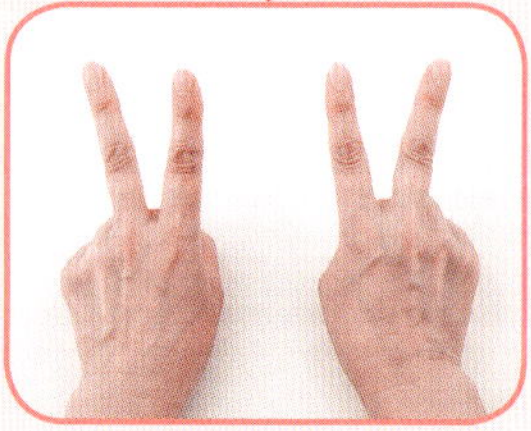

にの

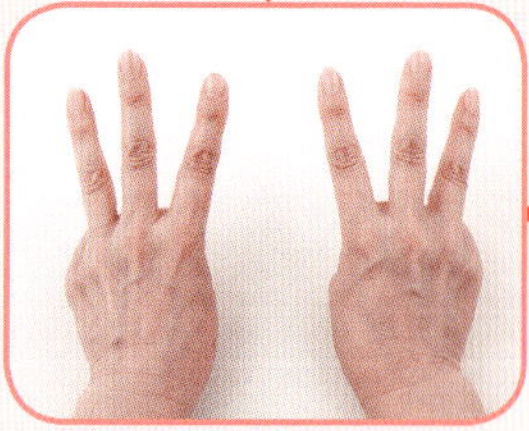

さん

基本の動き

両方の手の甲を上に向けて、声に出して数を言いながら、リズムに合わせて指を動かしていく。

POINT

はじめはゆっくり確実に。慣れてきたらリズミカルにテンポよく行いましょう。

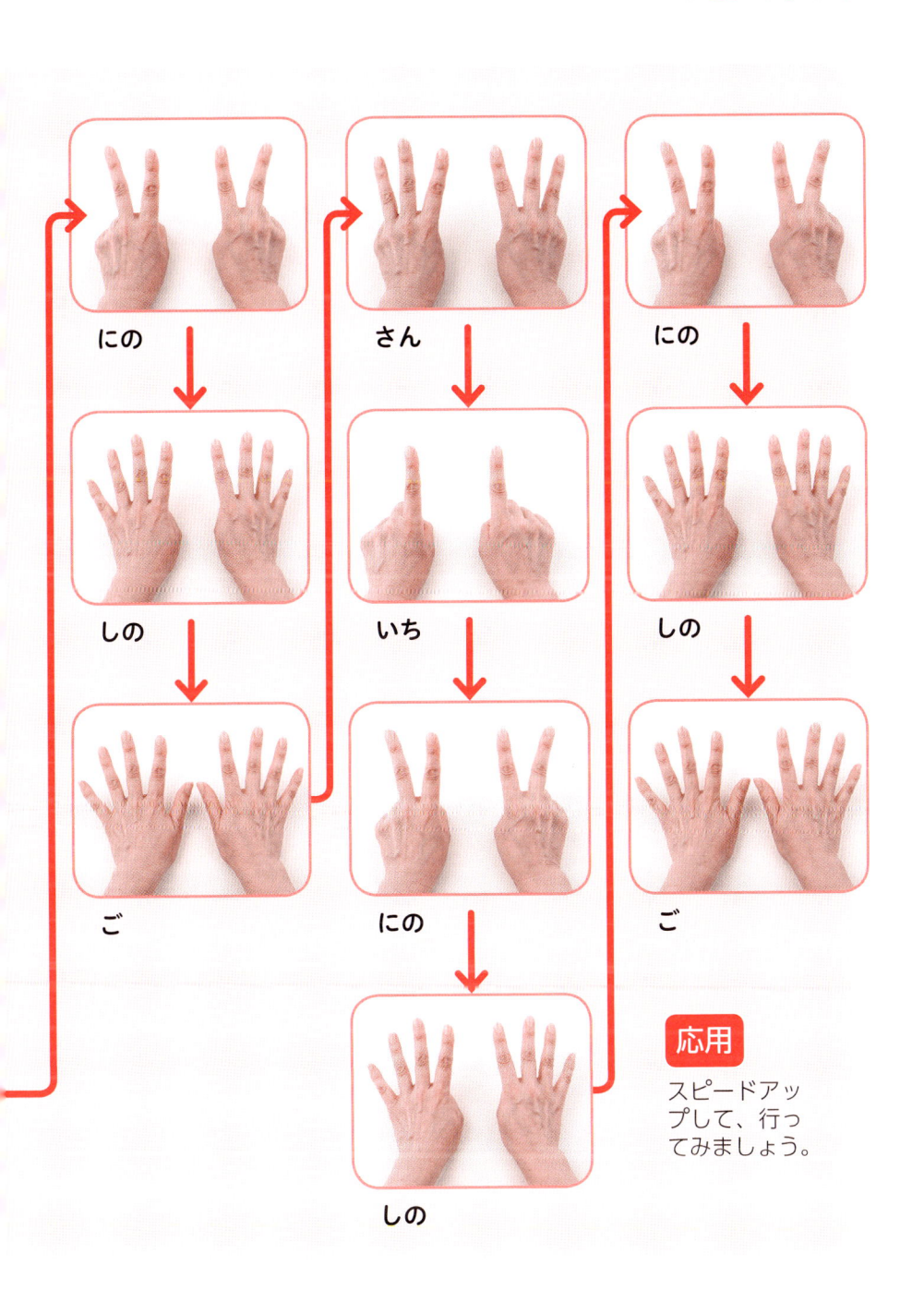

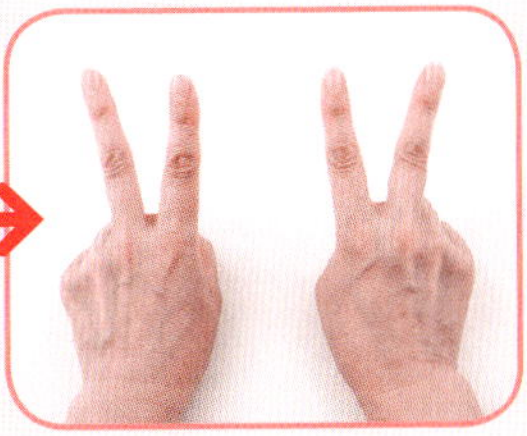

にの

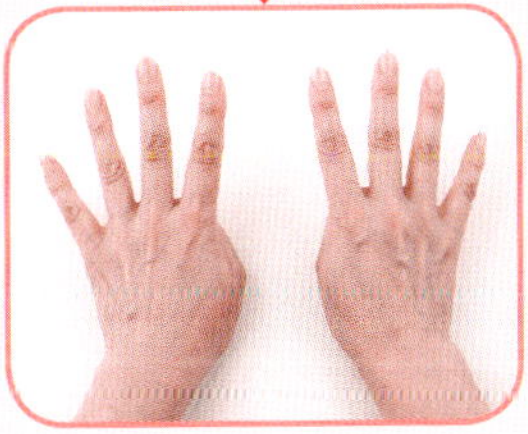

しの

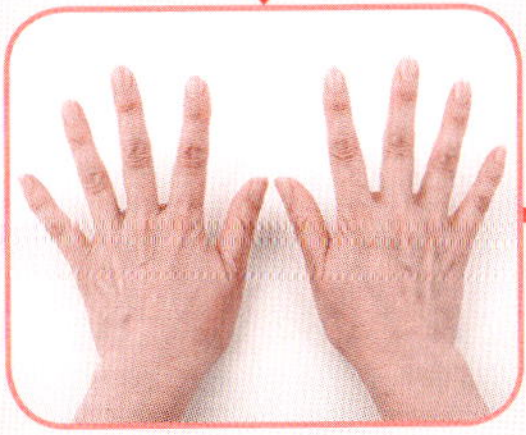

ご

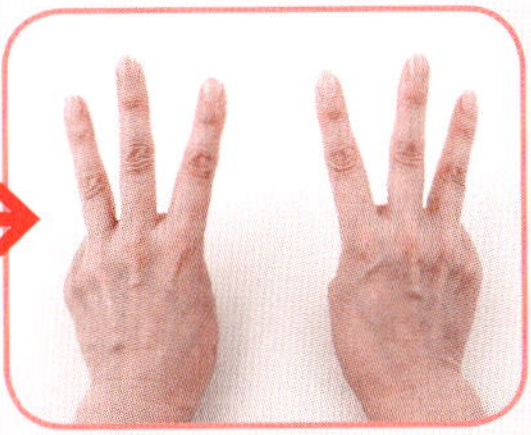

さん

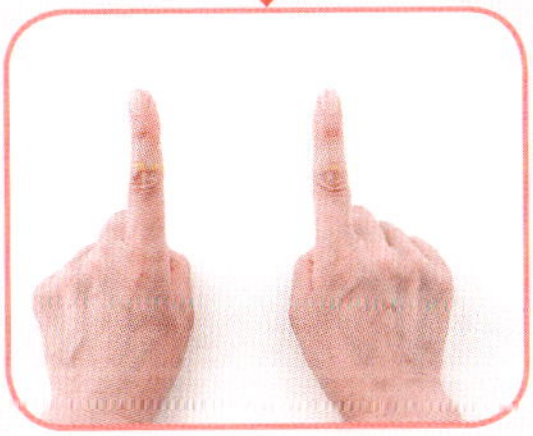

いち

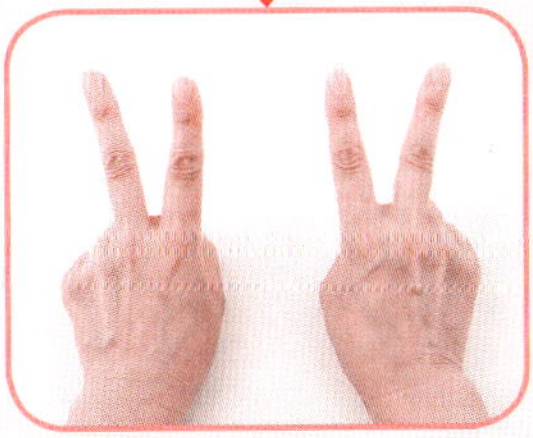

にの

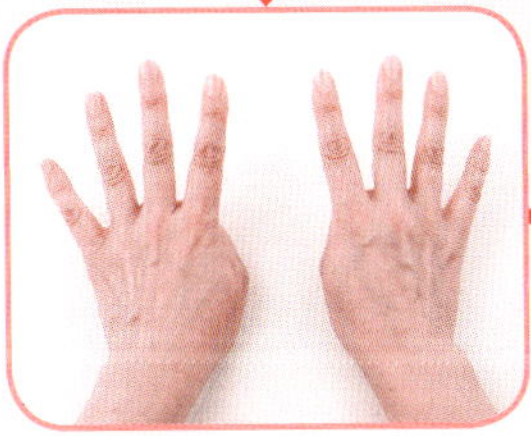

しの

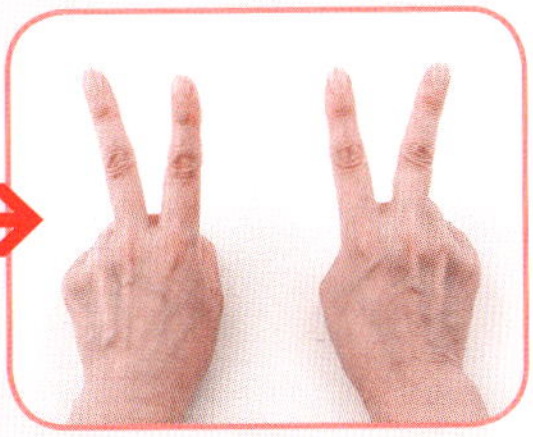

にの

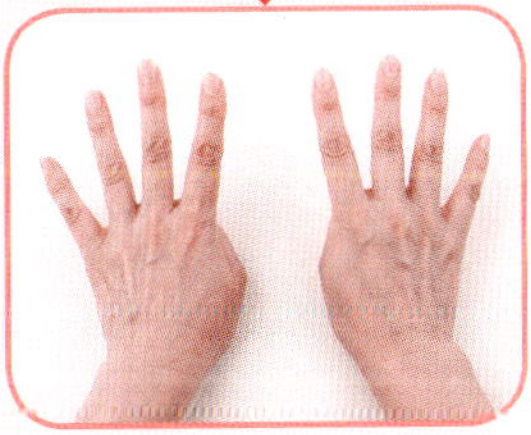

しの

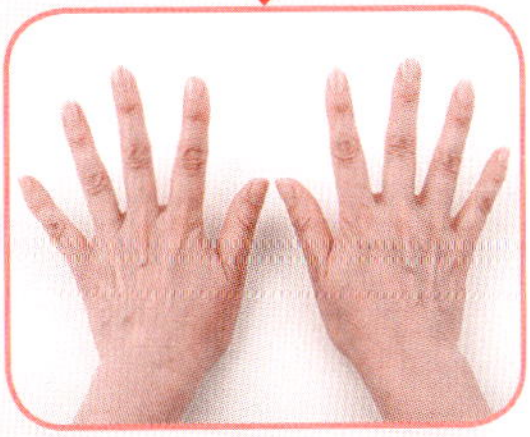

ご

応用

スピードアップして、行ってみましょう。

指の体操 5

いちにのさん その2

前のページの体操を、手のひらを上にして行います。指の動かし方に複雑になることで新しい刺激になり、脳の血流量が増加します。

スタート

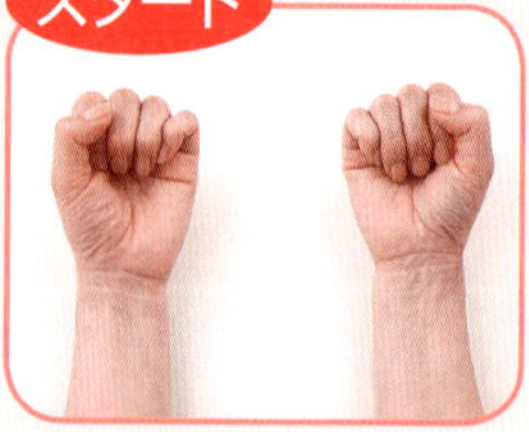

両手を握ってスタート。

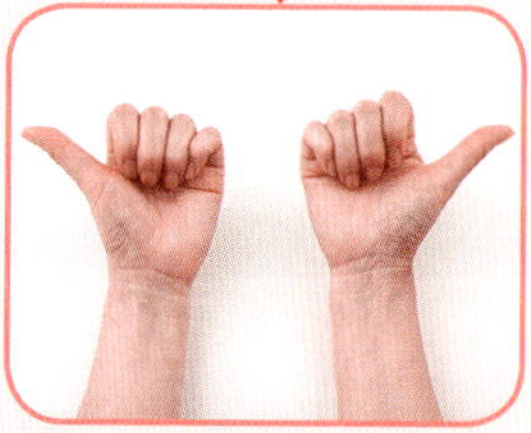

♪いち

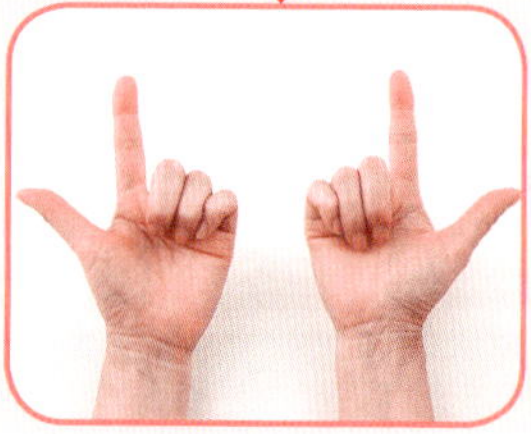

にの

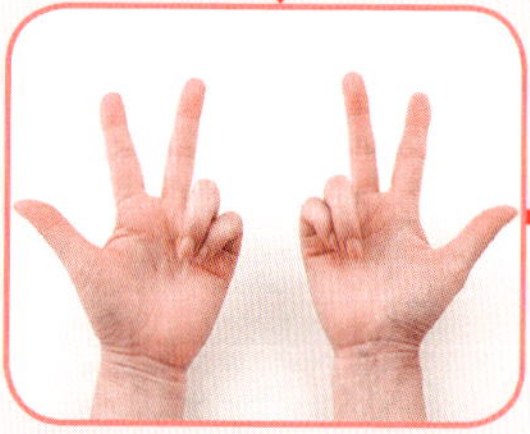

さん

基本の動き

両方の手のひらを上に向けて、歌詞とリズムに合わせて指を動かしていく。

POINT

- 前のページとは指の動かし方が違います。よく見て行いましょう。
- うまくできないときは、1本ずつ確かめながら指を動かしてみましょう。

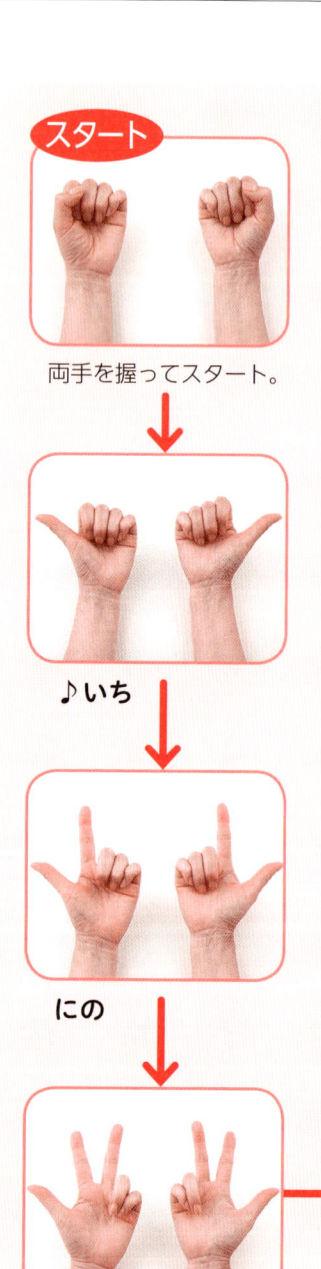

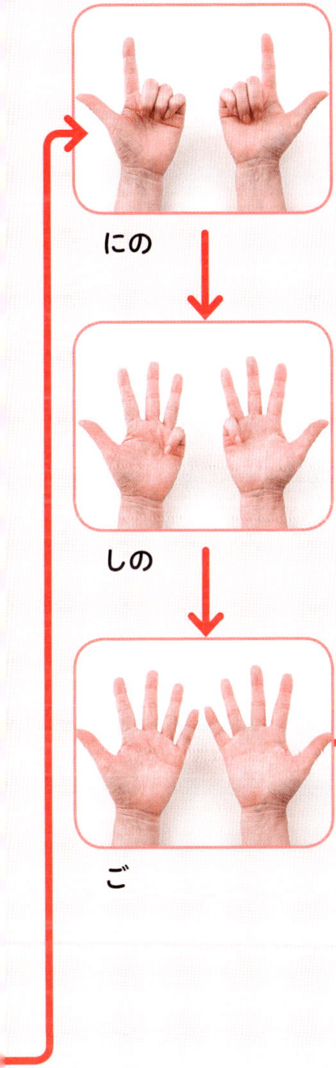

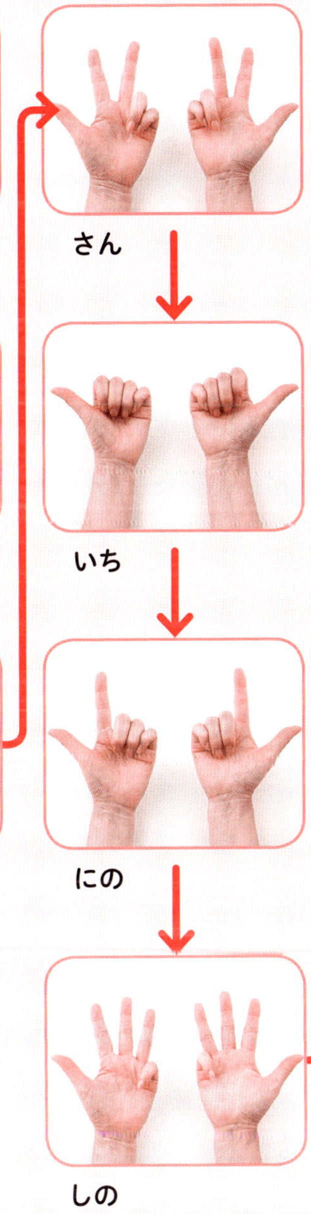

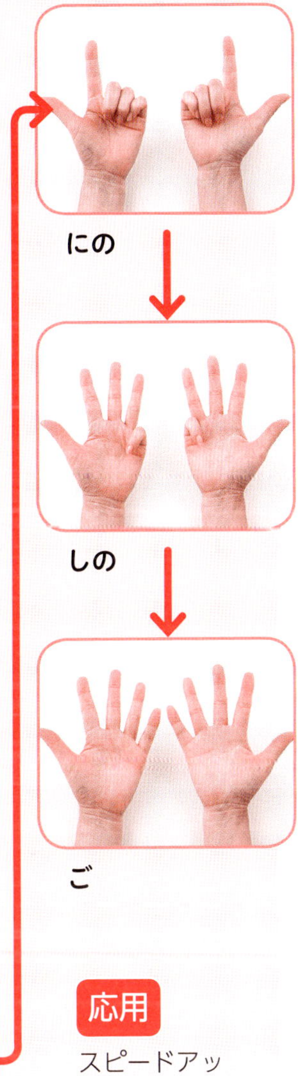

応用

スピードアップして、行ってみましょう。

指の体操 6

指まわし その1

両手の指を同時にまわす、集中力のいる体操です。動かしづらい指は重点的に行うと、脳への刺激も高まります。

基本の動き

手の甲を上にして、親指から順番に、両手の指を同時にくるくるとまわす。小指までまわしたら、今度は小指から順番にまわす。

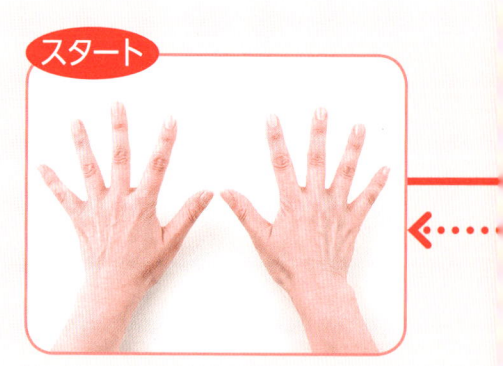

スタート

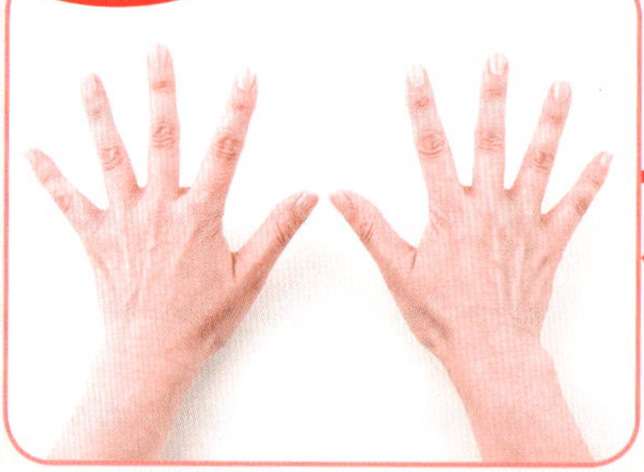

両手の甲を上にして、
パーの形からスタート。

POINT

・ほかの指は、できるだけ動かさないようにしましょう。
・慣れてきたら、指をまわす方向を「内まわし」「外まわし」と変えながら行ってみましょう。

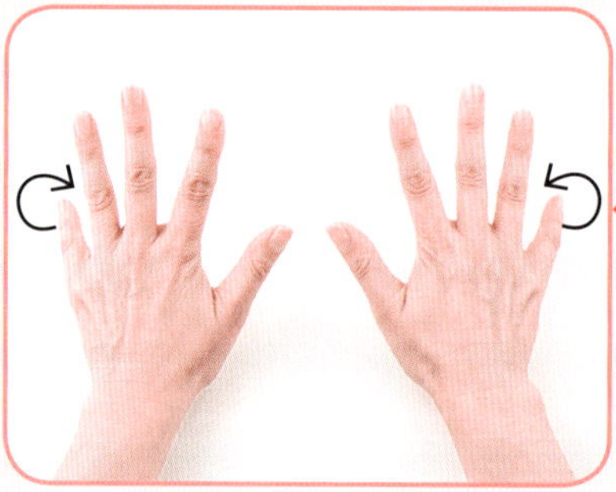

両手の小指を同時にまわす。

応用

手のひらを上にして、指をまわしてみましょう。

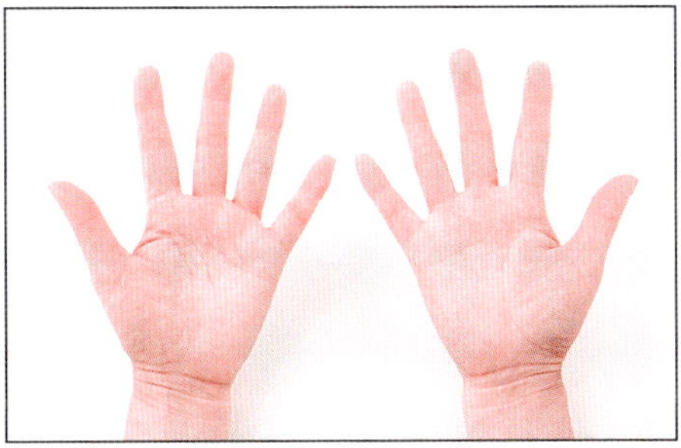

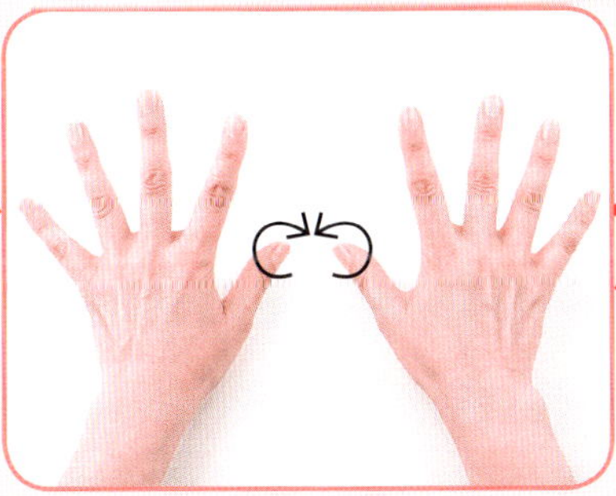

両手の親指を同時にまわす。

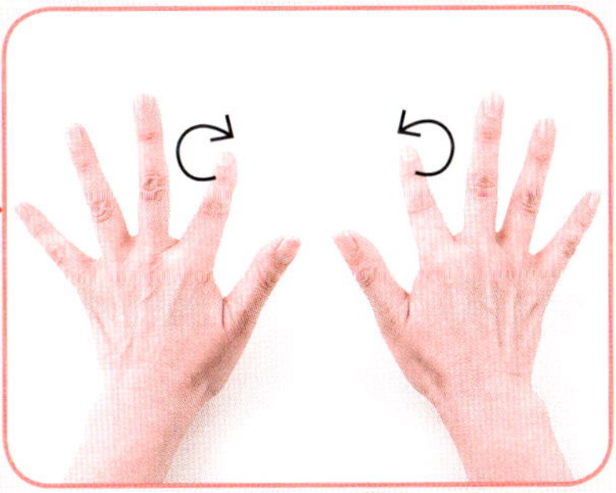

両手の人さし指を同時にまわす。

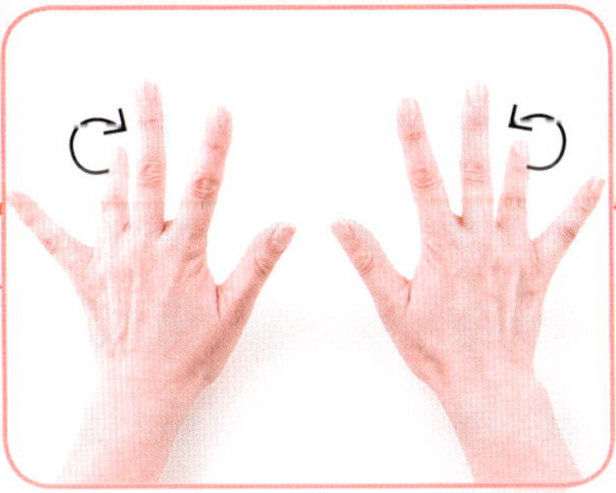

両手の薬指を同時にまわす。

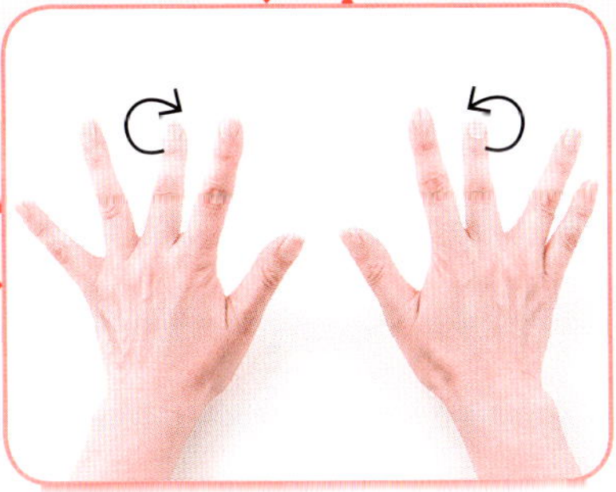

両手の中指を同時にまわす。

指の体操 7

指まわし その2

左右で異なる指をまわす体操です。前ページより難易度がアップします。複雑な動きを、ひとつずつ確実に行うことで、集中力がさらに高まります。

基本の動き

手の甲を上にして、左右の異なる指を同時にくるくるとまわす。

スタート

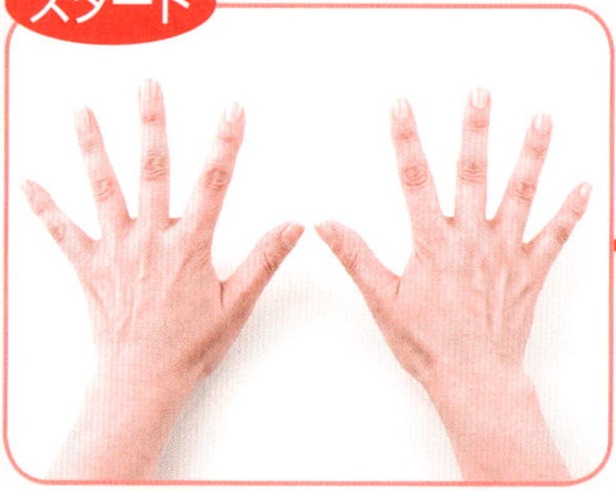

両手の甲を上にして、
パーの形からスタート。

POINT

・ほかの指は、できるだけ動かさないようにしましょう。
・慣れてきたら、指をまわす方向を「内まわし」「外まわし」と変えて挑戦してみましょう。

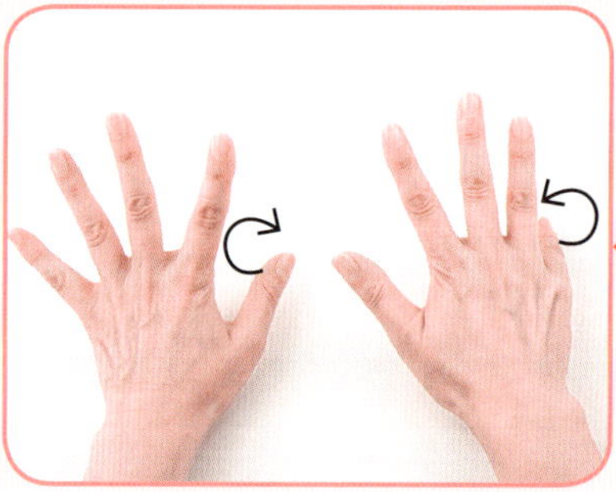

左手は親指を、
右手は小指をまわす。

応用

手のひらを上にして、左右で指をずらしてまわしてみましょう。

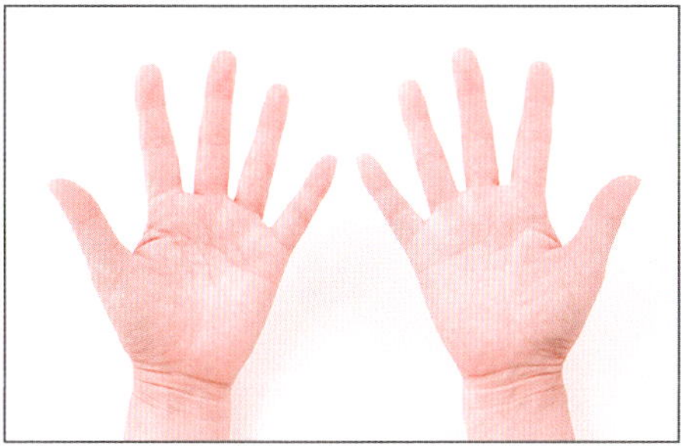

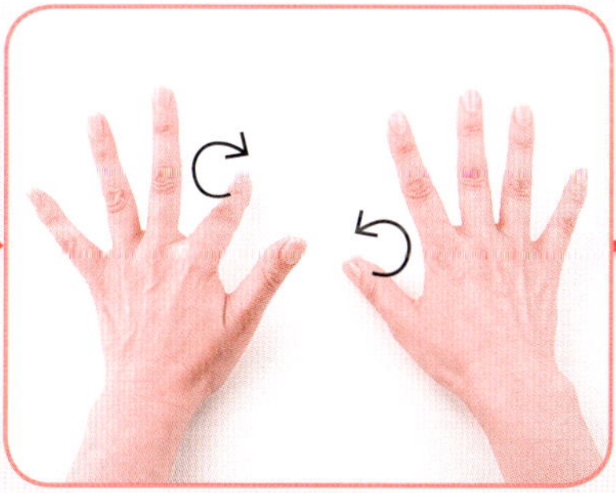

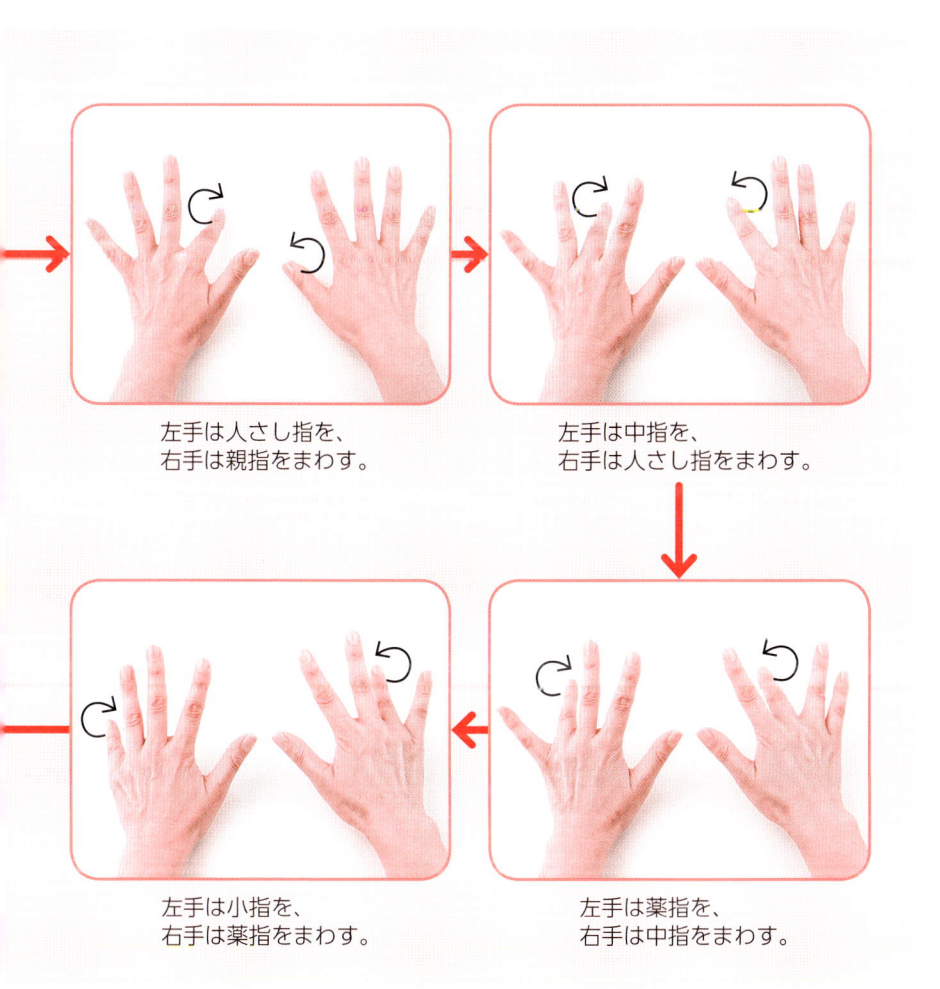

左手は人さし指を、
右手は親指をまわす。

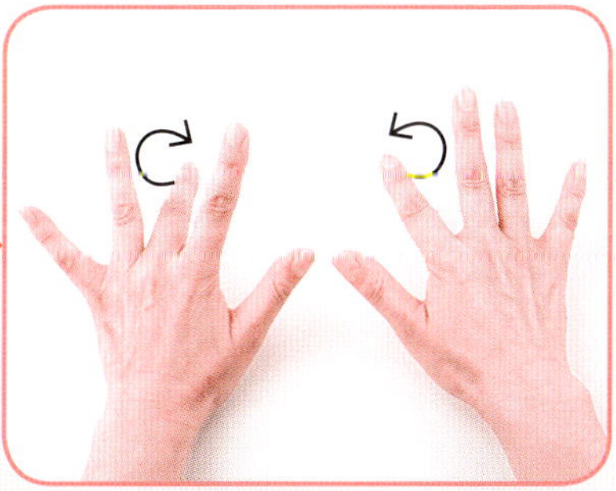

左手は中指を、
右手は人さし指をまわす。

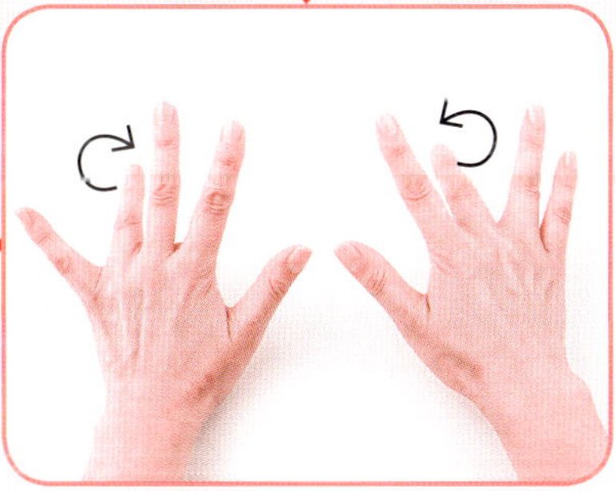

左手は薬指を、
右手は中指をまわす。

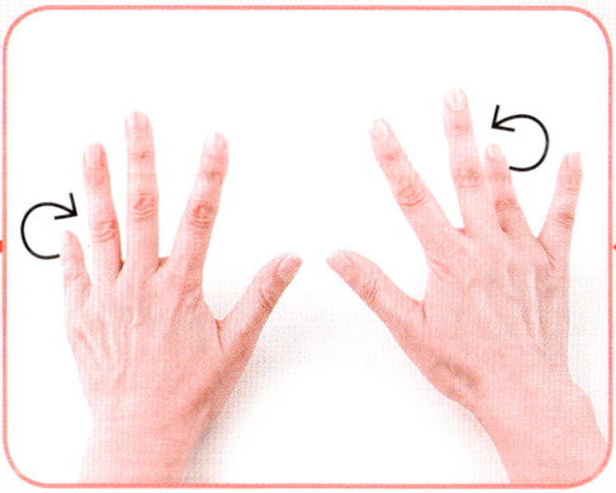

左手は小指を、
右手は薬指をまわす。

指の体操 8

あいうえお

母音を5本の指に振り分けて、名前やいろいろな単語に合わせて指を動かします。素早く判断して指を動かすことで、脳がより活発に働きます。

スタート

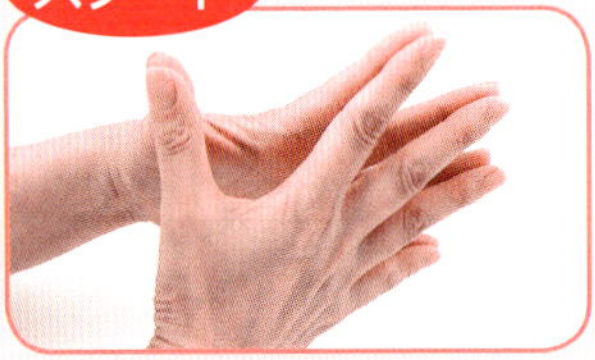

両手の指同士を軽く合わせたところからスタート。

基本の動き

母音の「あ」は親指、「い」は人さし指、「う」は中指、「え」は薬指、「お」は小指を離す。
言葉を言いながら、音に合わせて指を離していく。

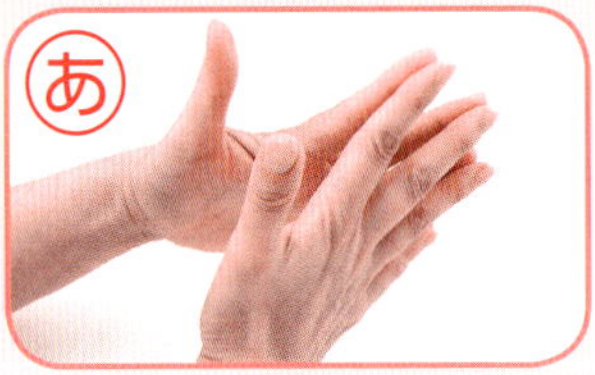

両手の親指を離す。

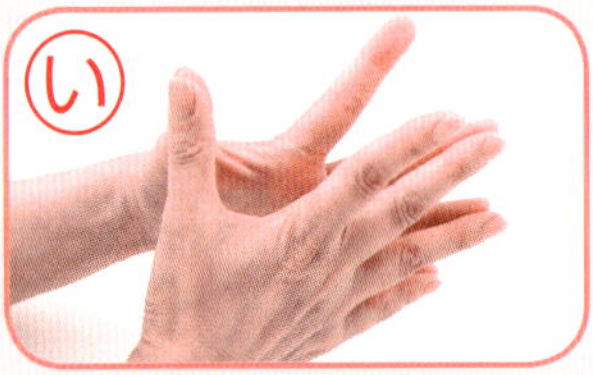

両手の人さし指を離す。

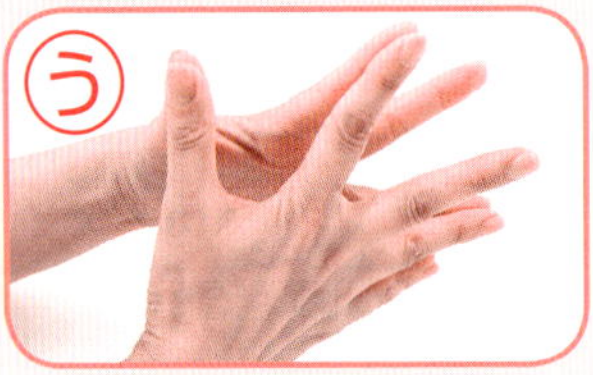

両手の中指を離す。

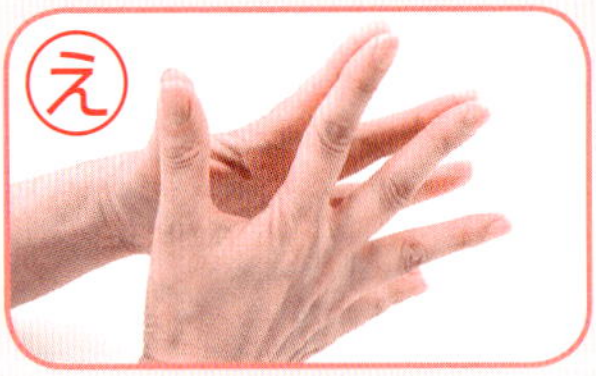

両手の薬指を離す。

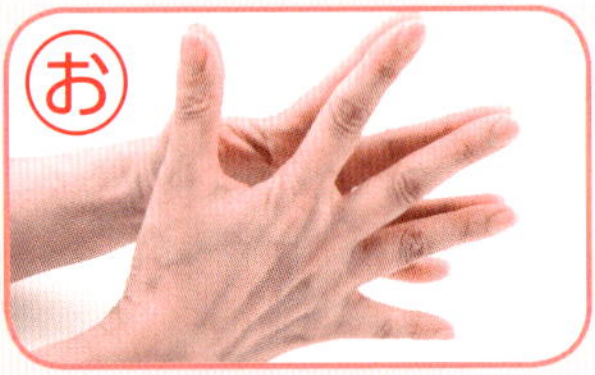

両手の小指を離す。

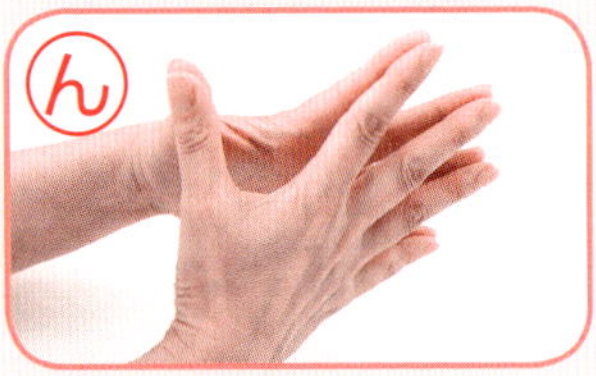

「ん」のときは、どの指も動かさない。

応用 しりとりをしながら、指を動かしてみましょう。

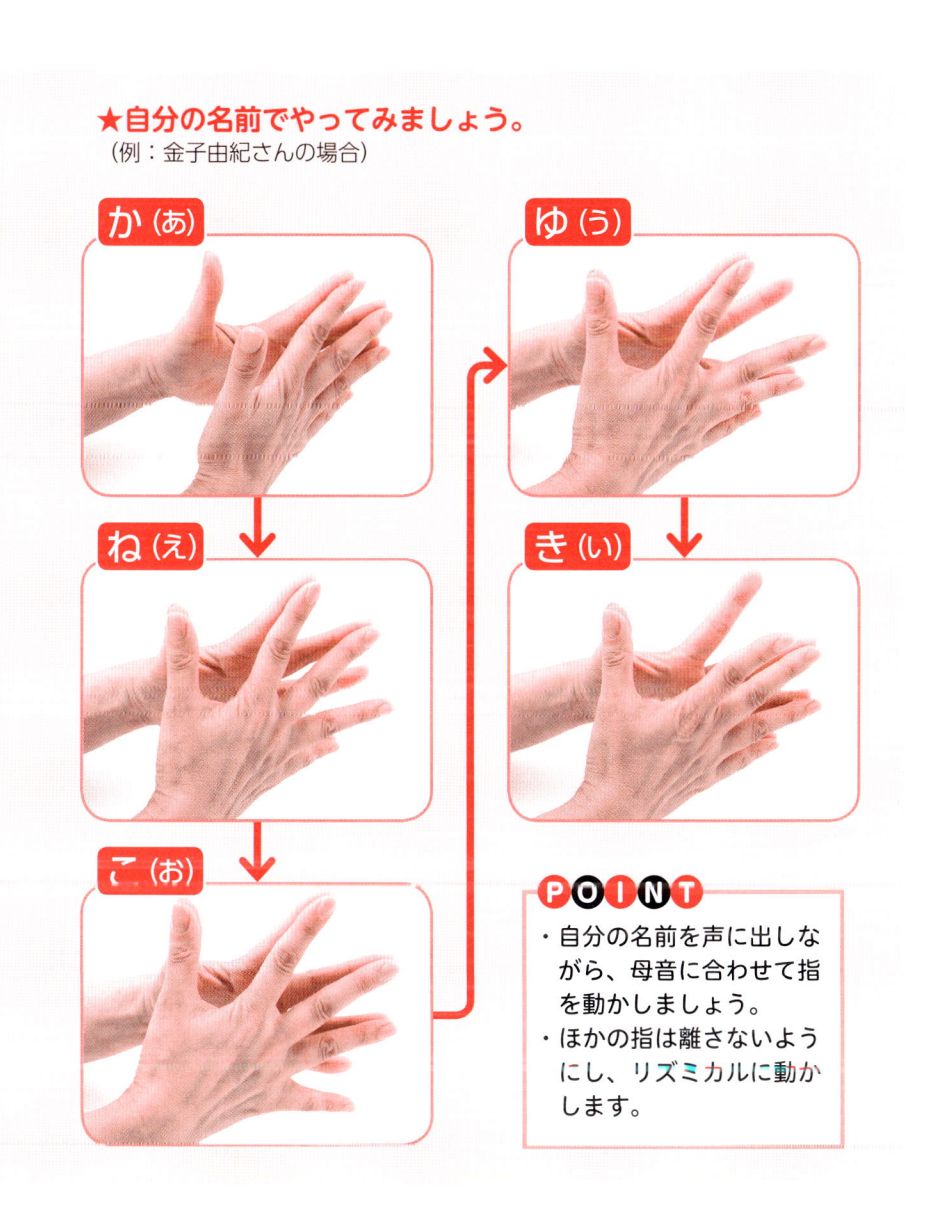

★自分の名前でやってみましょう。

（例：金子由紀さんの場合）

か（あ）

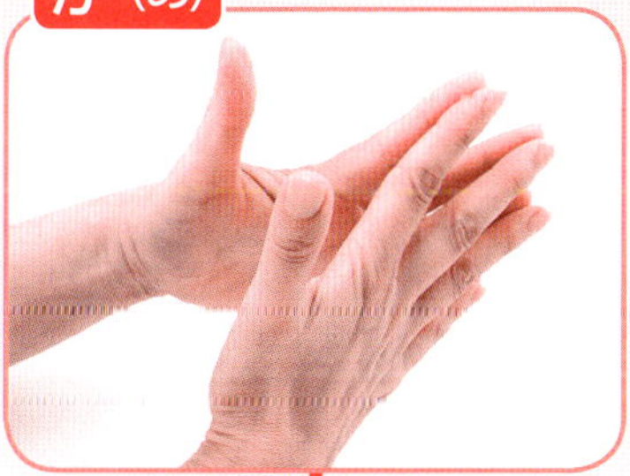

ね（え）

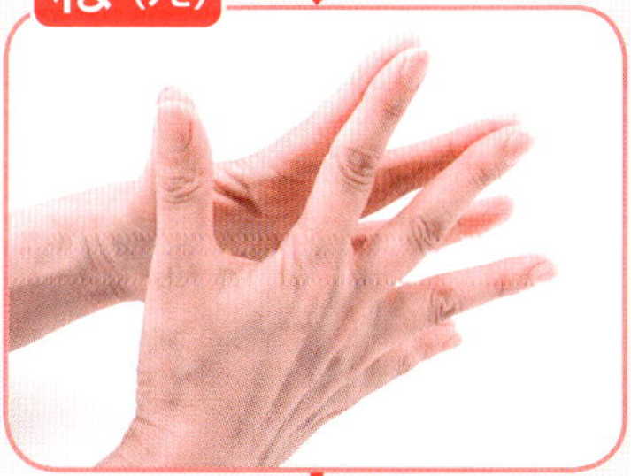

こ（お）

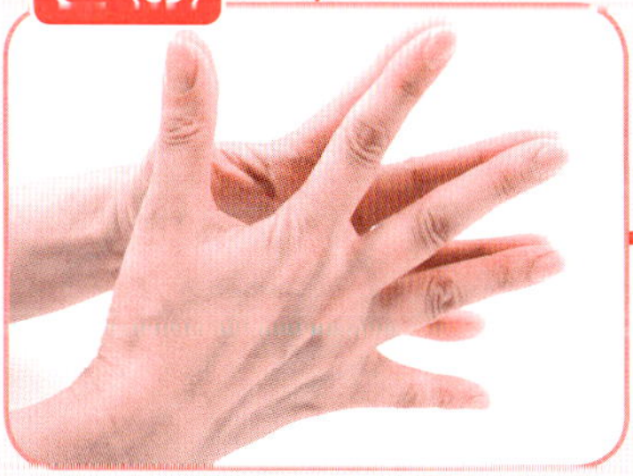

ゆ（う）

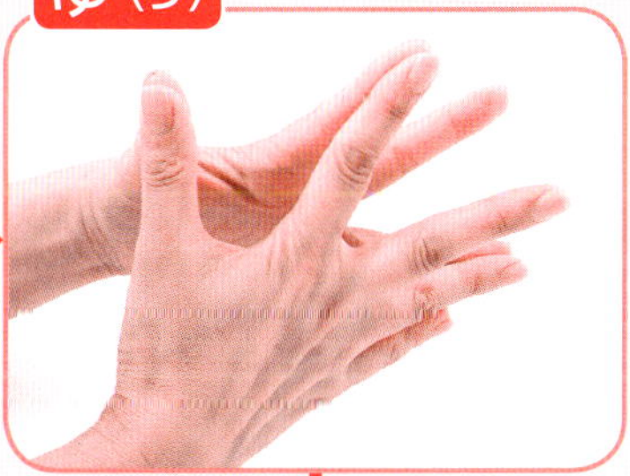

き（い）

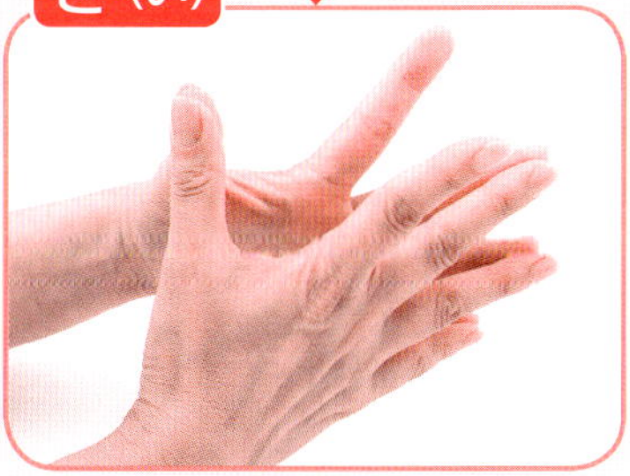

POINT

- 自分の名前を声に出しながら、母音に合わせて指を動かしましょう。
- ほかの指は離さないようにし、リズミカルに動かします。

指のポーズ 1

犬がワンワン

左右の手を組んで、犬のポーズを作ります。はじめから上手にできなくても、チャレンジすることが脳のいい刺激になります。

基本の動き

左右の手を写真のように組んで、犬がほえるように指を開いたり閉じたりする。

スタート

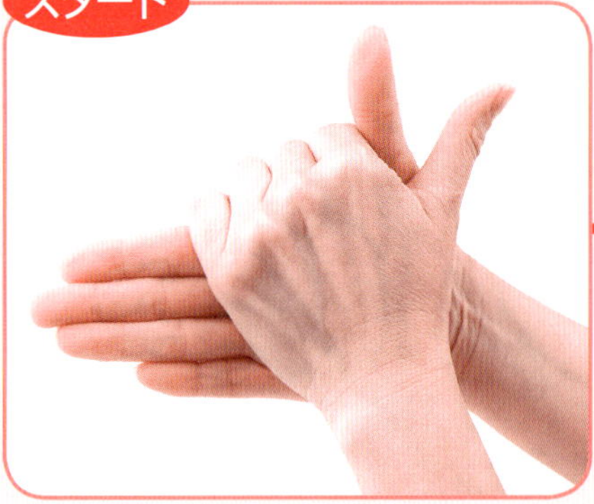

親指を立て、それ以外の４本の指はそろえる。写真のように右手を、左手でつかむ。

POINT

開こうとする指だけを動かし、ほかの指はそのまま開かないように意識しましょう。

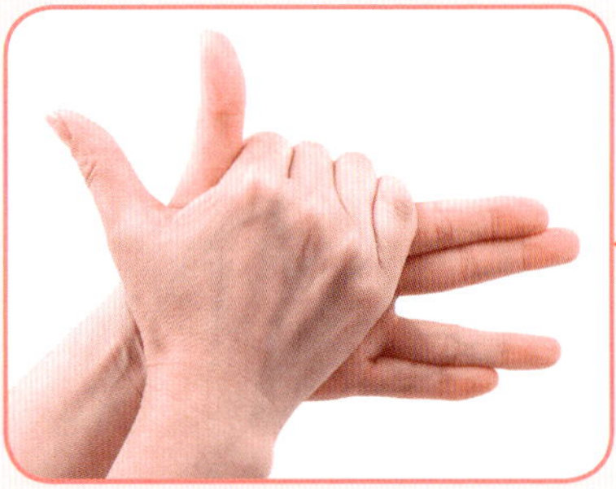

左手の中指と薬指の間だけを開いたり閉じたりする。(5回)
ほかの指は動かさないようにする。

応用 左右の手を瞬時に組み替えて、犬の向きを交互に変えてみましょう。

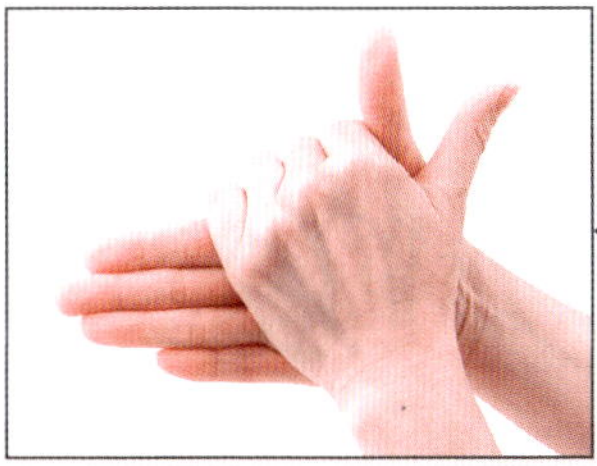

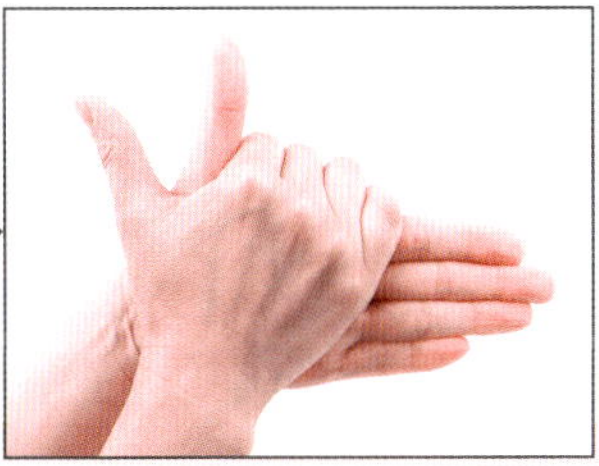

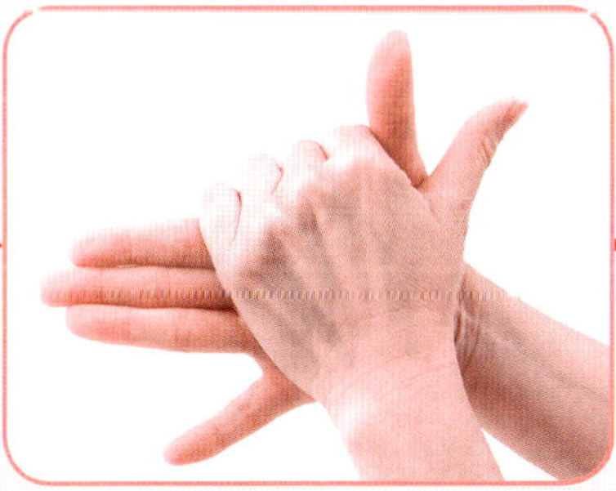

右手の薬指と小指の間だけを開いたり閉じたりする。(5回)
ほかの指は動かさないようにする。

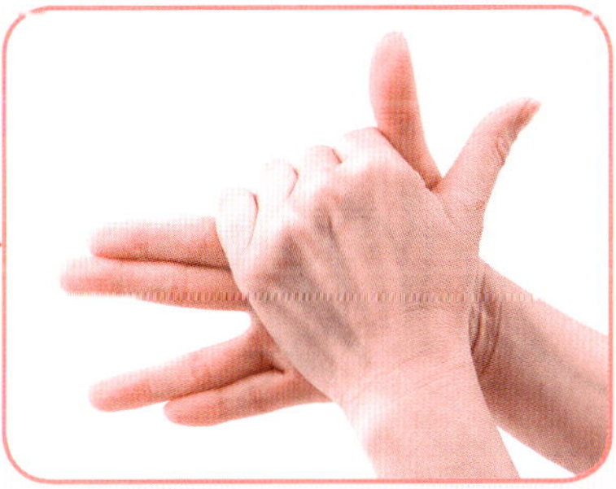

右手の中指と薬指の間だけを開いたり閉じたりする。(5回)
ほかの指は動かさないようにする。

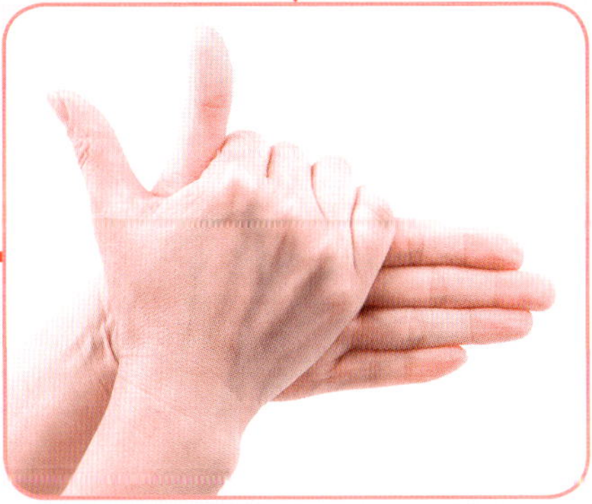

左右の手を組み替える。

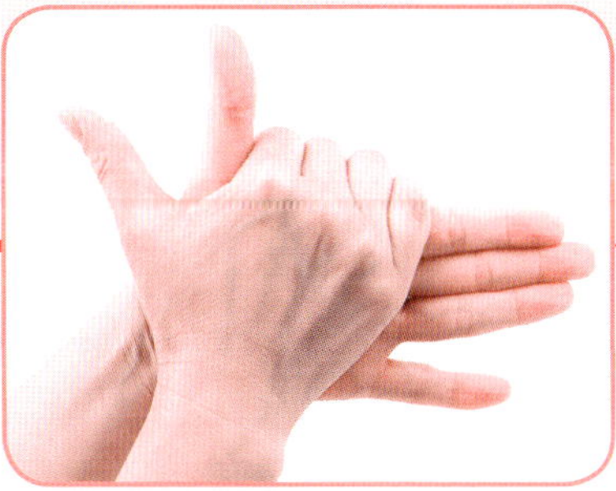

左手の薬指と小指の間だけを開いたり閉じたりする。(5回)
ほかの指は動かさないようにする。

指のポーズ 2

カエルとバッタ

「カエル」と「バッタ」の顔を指で作ります。達成感を味わいながら、楽しく脳を活性化します。

基本の動き　写真のとおりに指を順番に交差させてポーズを作る。

スタート

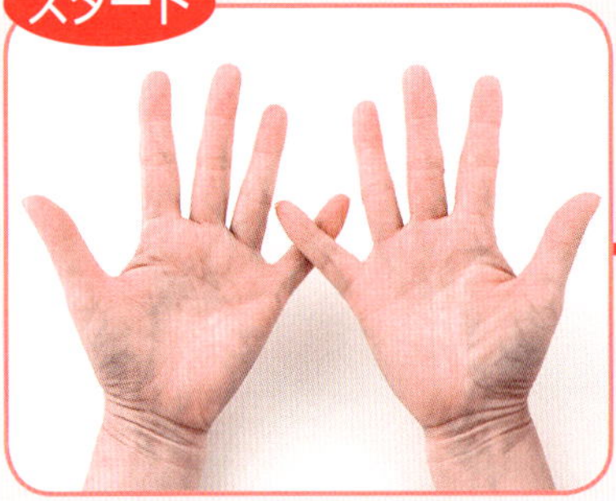

手のひらを上にして両手を広げ、左手の小指の上に、右手の小指を重ねる。

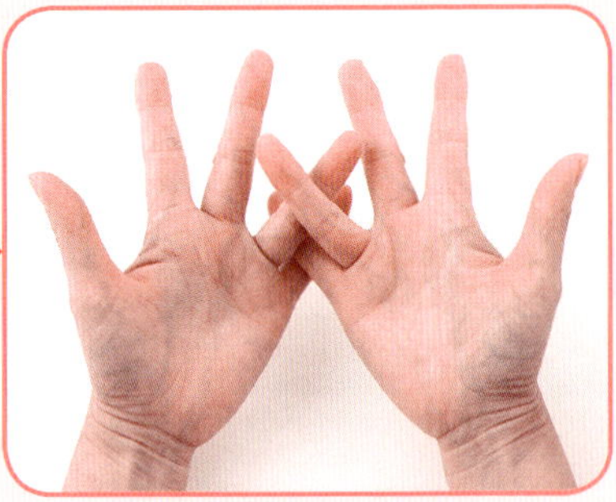

左手の薬指の上に、右手の薬指を重ねる。

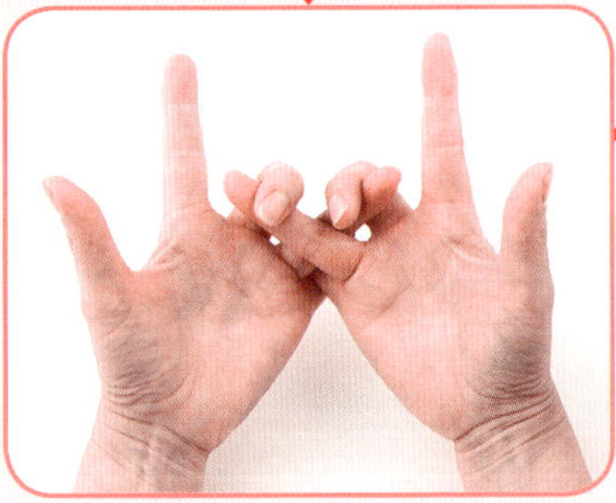

中指を薬指にかけるように折る。

POINT

- 親指と人さし指で作る輪を、つぶした感じにするとカエル、丸くふくらませるとバッタになります。
- 「カエル」と「バッタ」を、交互にくり返しても楽しいです。

応用 右手の小指の上に、左手の小指を重ねるところから始めて、指の組み方を逆にしてみましょう。

スタート

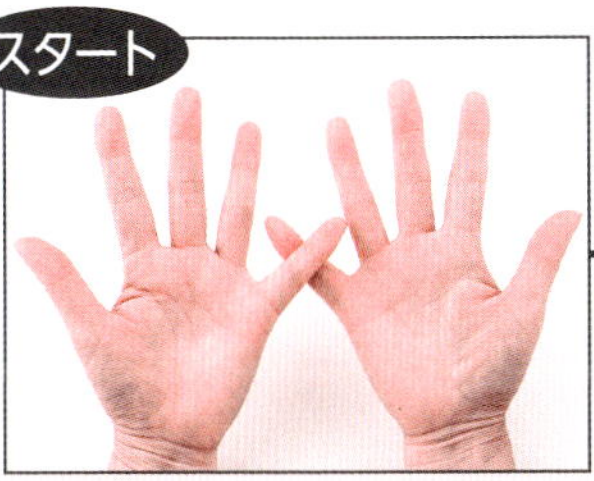

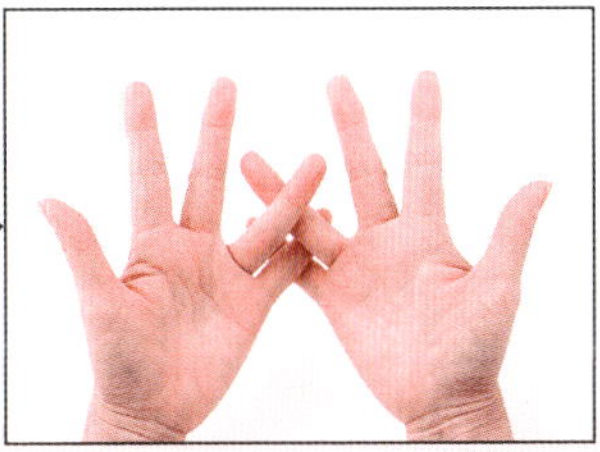

カエル

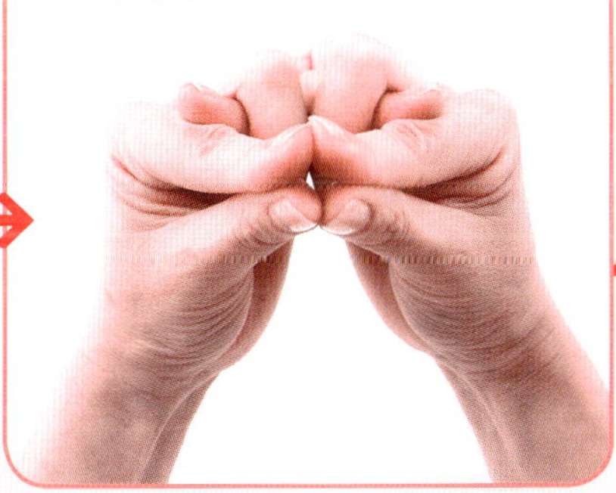

親指と人さし指をくっつけたら、「カエル」のできあがり。

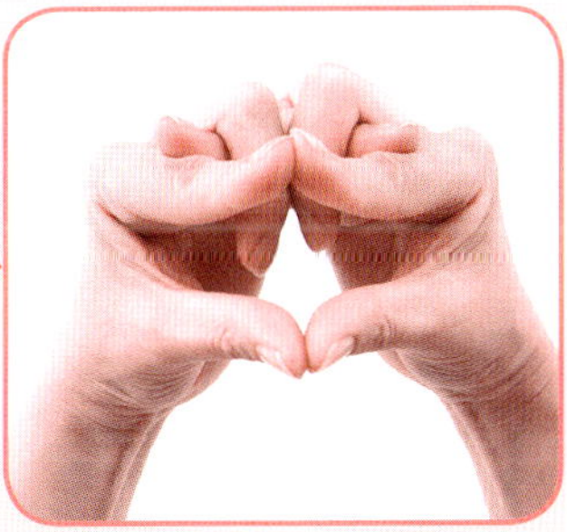

親指同士、人さし指同士をくっつけたまま、開いたり閉じたりすると、カエルが口をパクパクしているように見える。

バッタ

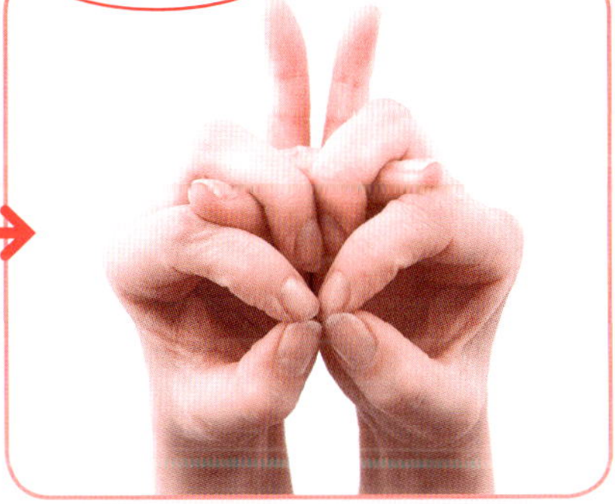

小指を立てると、「バッタ」のできあがり。

指のポーズ 3

トントントン

複雑な組み方になるほど、脳への効果は高まります。うまくできなくても、ポーズをまねしてみることで、十分に効果はあります。

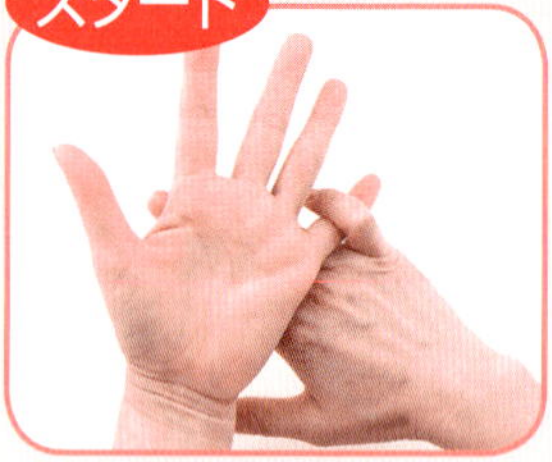

スタート

左手の手のひらを上にして、右手の小指を引っかける。

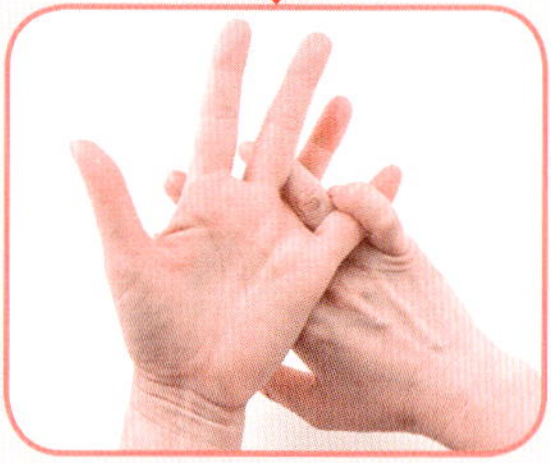

右手の薬指を、左手の薬指に引っかける。

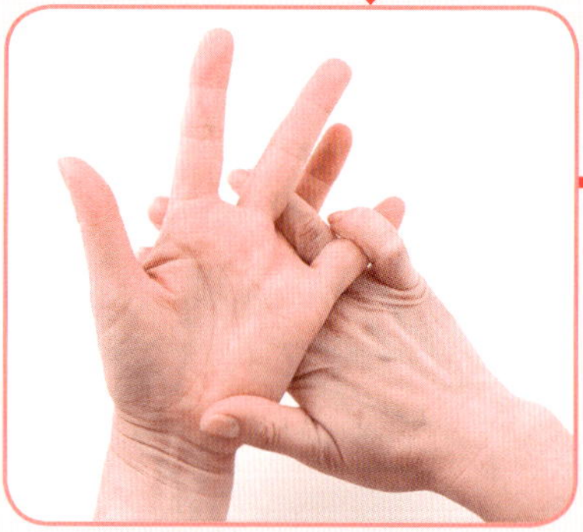

右手の親指を、左手の手のひらに引っかける。

基本の動き

写真のように小指と薬指を組んだら、左手の親指と人さし指と中指、右手の親指を「いちにさん　トントントン」とリズミカルに動かす。

POINT

- やりづらいときは、まずは手指をよくほぐしてからやってみるといいでしょう。
- 指の関節が伸びることを意識しましょう。

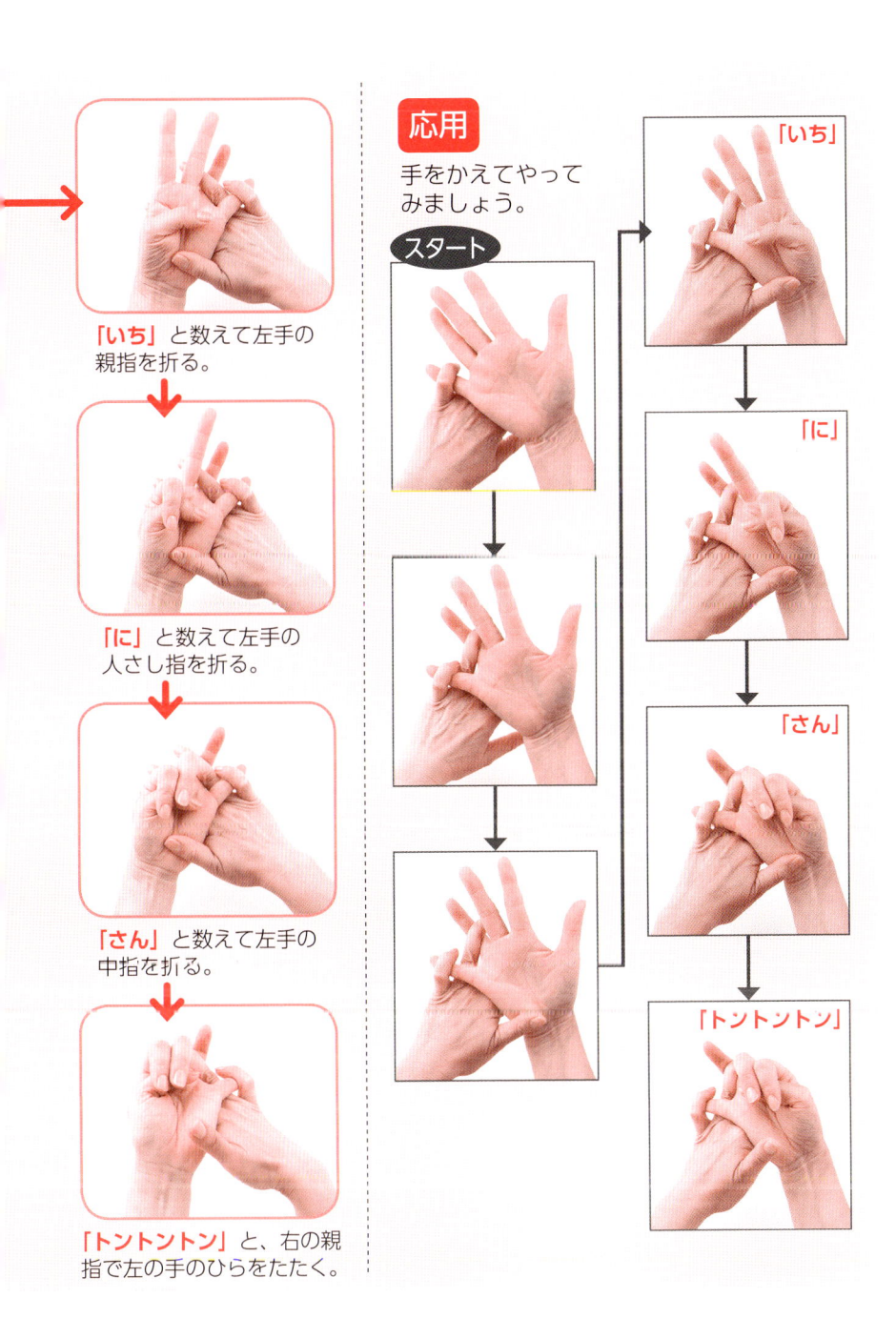

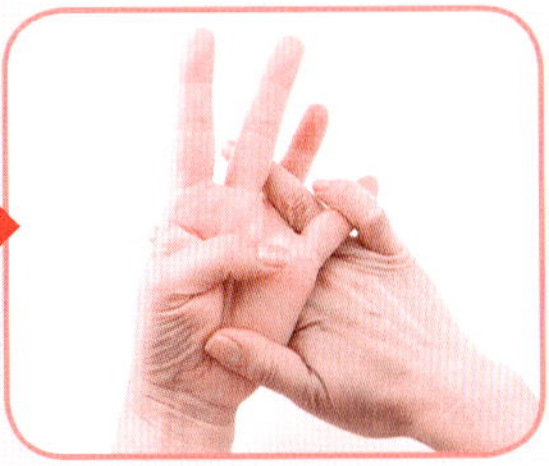

「いち」と数えて左手の親指を折る。

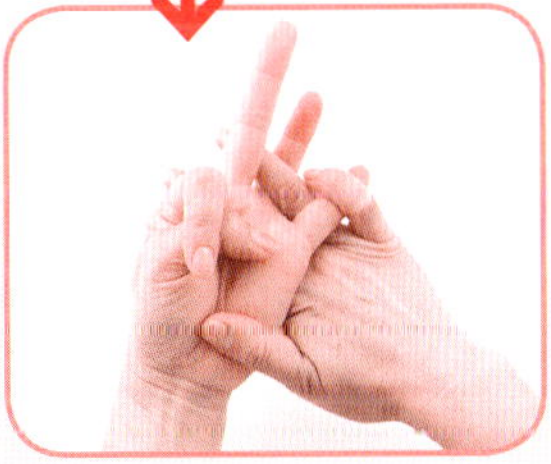

「に」と数えて左手の人さし指を折る。

「さん」と数えて左手の中指を折る。

「トントントン」と、右の親指で左の手のひらをたたく。

応用

手をかえてやってみましょう。

スタート

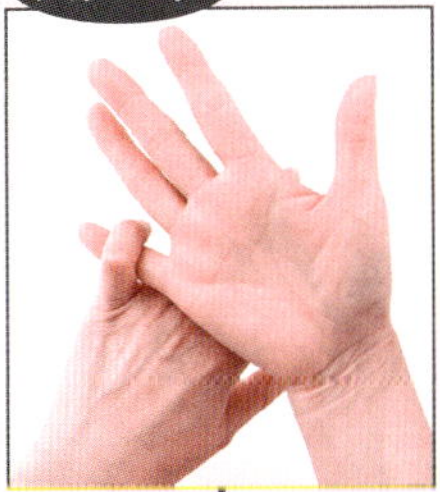

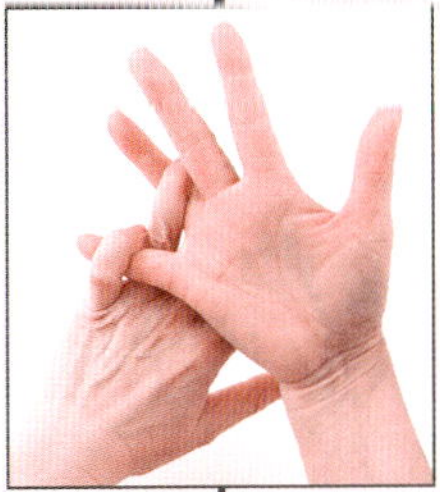

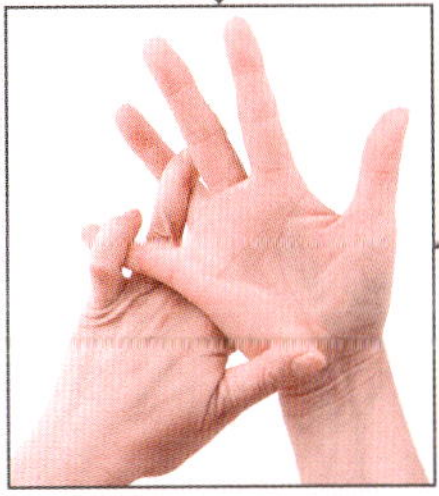

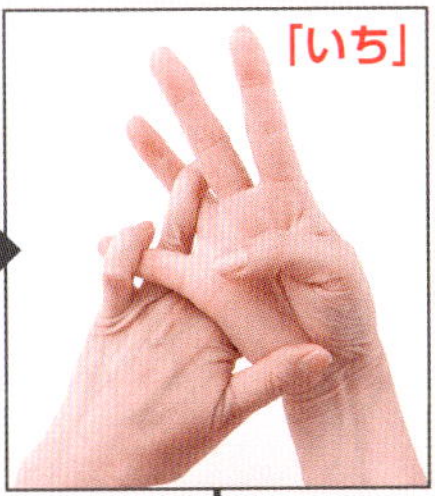

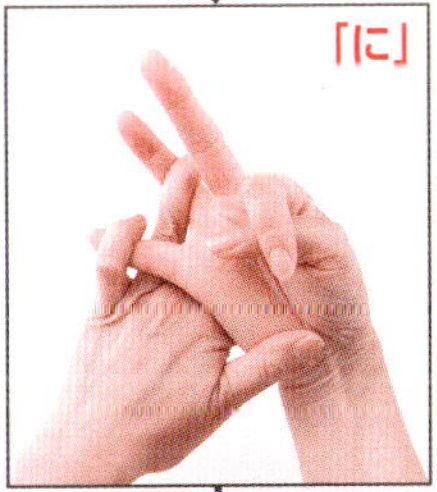

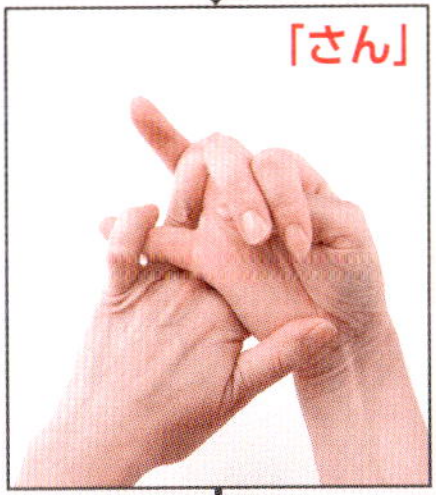

線なぞり 1

直線を同時になぞる

左右の指を同時に動かして、線をなぞります。左右で異なる方向に指を動かすことで、脳が大いに活性化します。

基本の動き　点に指を置き、下の指示どおりに左右の指を同時に動かして、それぞれの線をなぞる。

・左右それぞれの❶からスタート。矢印の方向へなぞる。
・左右それぞれの❷からスタート。矢印の方向へなぞる。
・左右それぞれの❸からスタート。矢印の方向へなぞる。
・左右それぞれの❹からスタート。矢印の方向へなぞる。

1

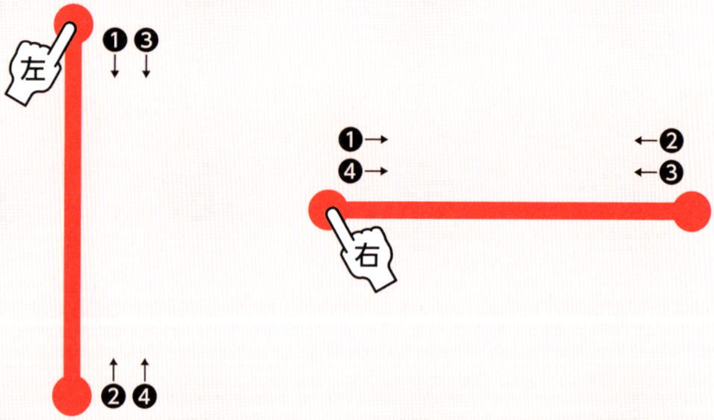

2

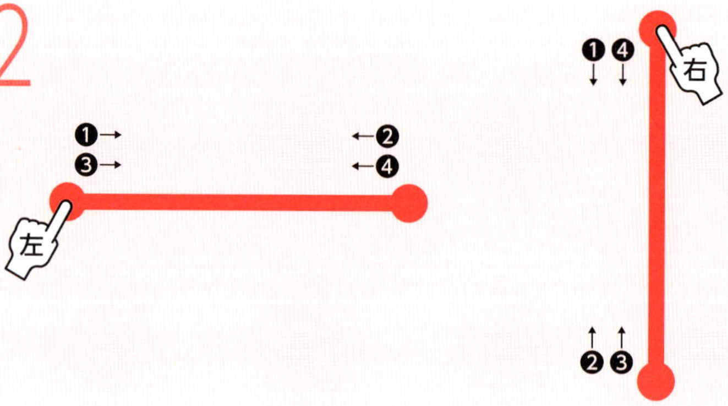

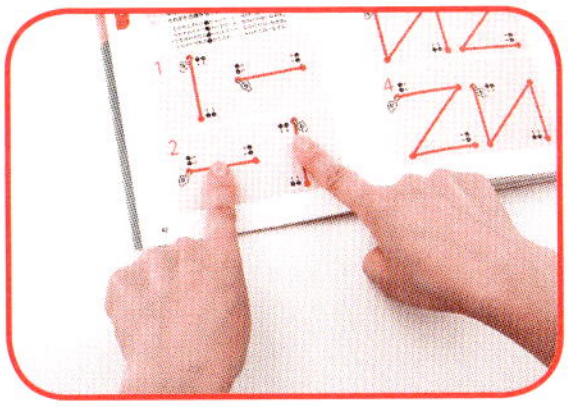

体の正面に本書を置いて、行います。
42〜53ページまで同様です。

POINT
それぞれの線なぞりを、2セットずつ行いましょう。

3

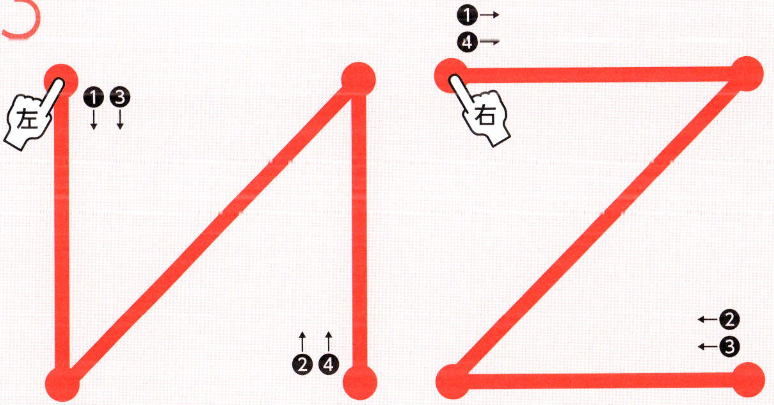

4

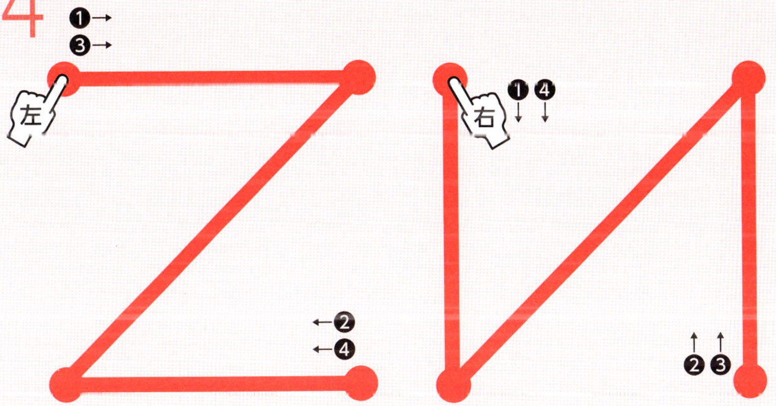

線なぞり 2

縦横3本の直線をなぞる

左右の指を同時に動かして、縦と横の3本の直線をなぞります。手順を間違えないように、素早くなぞることで、脳への刺激がアップします。

基本の動き　点に指を置き、下の指示どおりに左右の指を同時に動かして、手順のとおりにそれぞれの線をなぞる。

・左右それぞれの①からスタートし、②→③の順になぞる。
・左右それぞれの❶からスタートし、❷→❸の順になぞる。
・左手は①→②→③の順に、右手は❶→❷→❸の順になぞる。
・左手は❶→❷→❸の順に、右手は①→②→③の順になぞる。

1

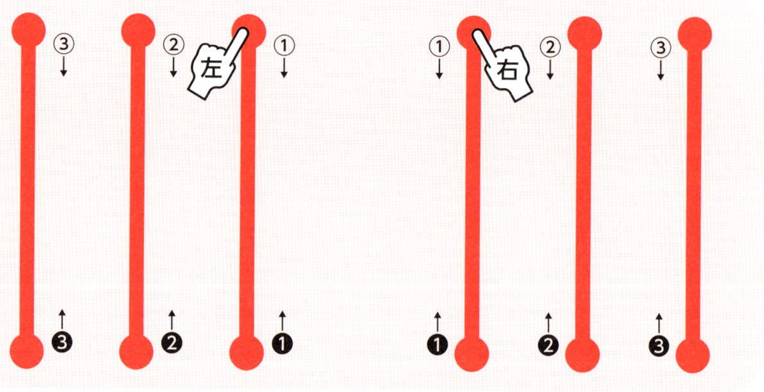

2

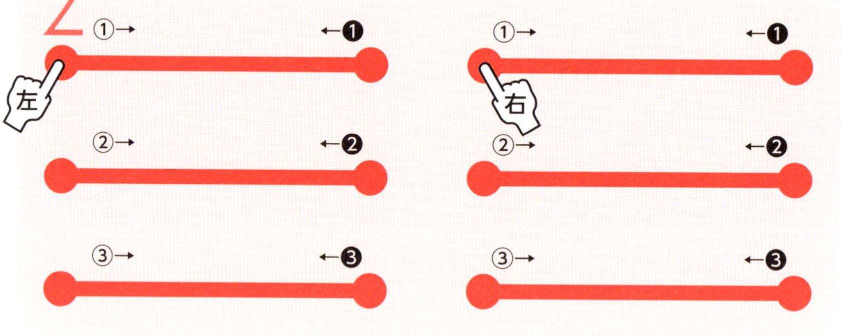

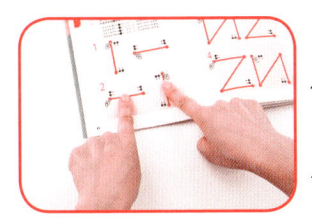

体の正面に本書を置いて、行います。
42〜53ページまで同様です。

POINT
それぞれの線なぞりを、２セットずつ行いましょう。

3

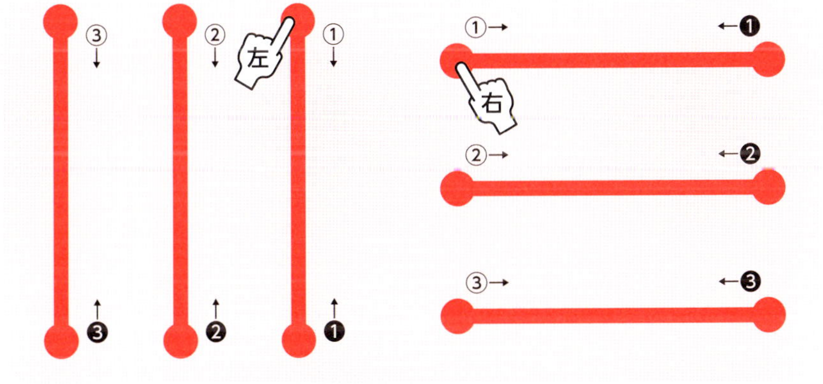

4

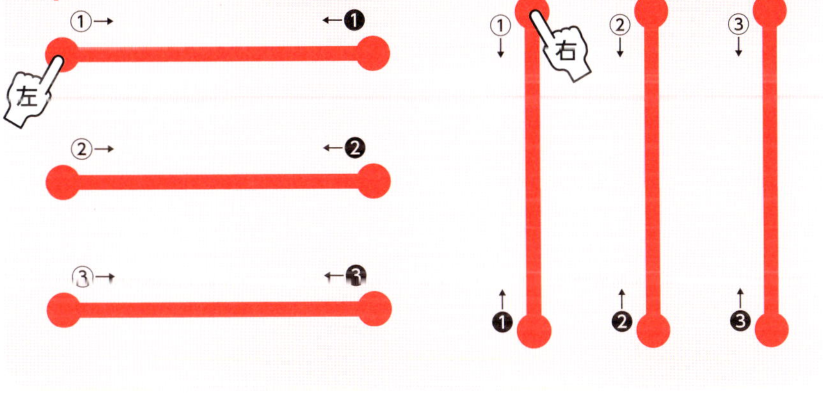

線なぞり 3

うずまきを同時になぞる

左右の指を同時に動かして、うずまきをなぞります。左右同じスピードで、できるだけ素早くなぞることを意識しましょう。

基本の動き　点に指を置き、左右の指を同時に動かして、手順のとおりにそれぞれの線をなぞる。

・左右それぞれ真ん中からスタート。外側に向かってなぞる。
・左右それぞれ外側からスタート。真ん中に向かってなぞる。
・左手は外側から、右手は真ん中からスタートして、うずまきをなぞる。
・左手は真ん中から、右手は外側からスタートして、うずまきをなぞる。

1

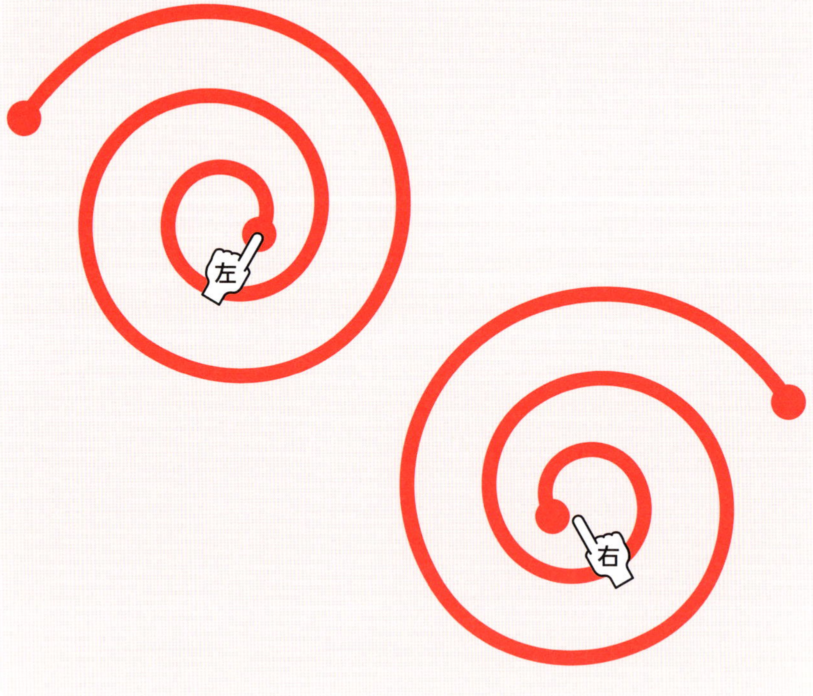

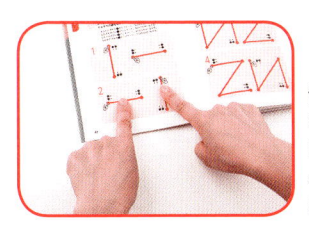

体の正面に本書を置いて、行います。42～53ページまで同様です。

POINT
それぞれの線なぞりを、２セットずつ行いましょう。

2

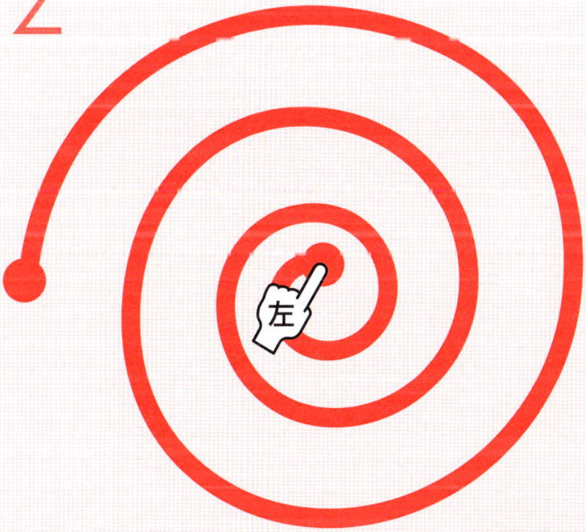

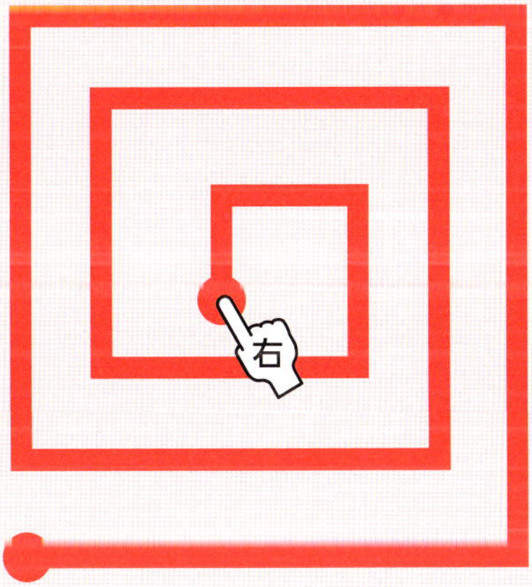

応用

両手にペンを持ち、カレンダーや包装紙の裏紙に、実際に両手で同時にうずまきを描いてみましょう。

指タッチ 1

数字をタッチする

左右の指を同時に動かして、0～9の数字を順番にタッチします。正確に素早く移動することを意識して、脳を活性化しましょう。

基本の動き

「ゼロ、イチ、ニ、サン……」と声に出しながら、左右それぞれ親指で、0 ～ 9 の順にタッチする。人さし指、中指、薬指、小指でも同様に行う。

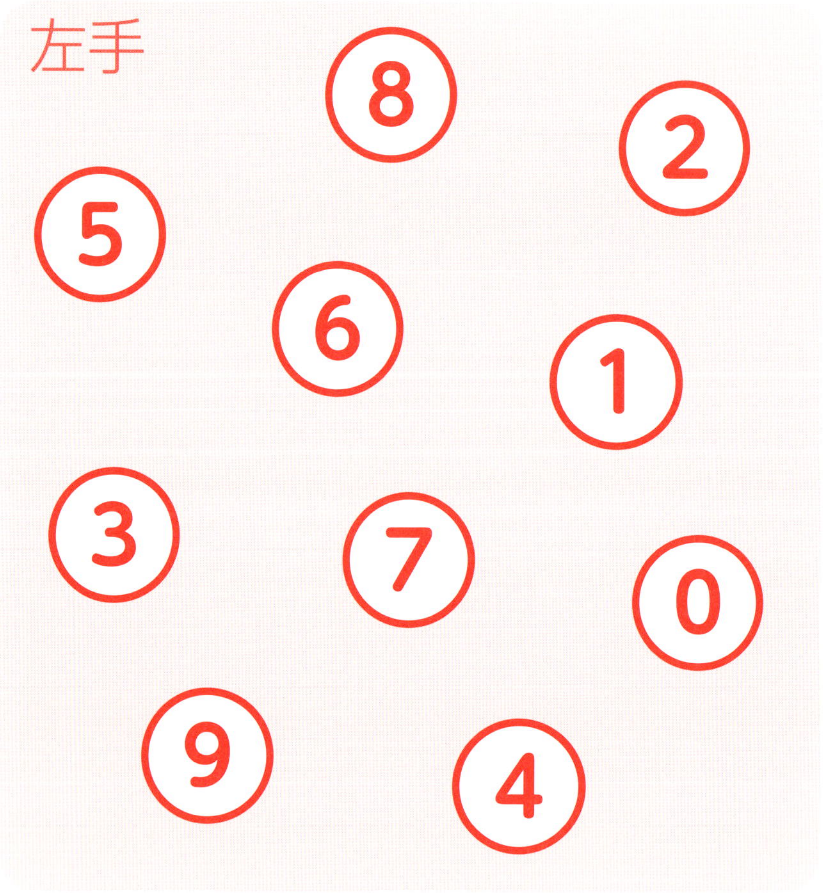

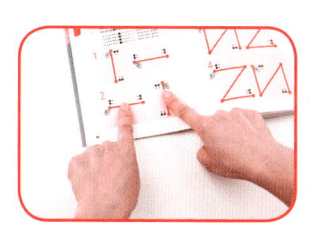

体の正面に本書を置いて、行います。
42〜53ページまで同様です。

POINT
声に出しながら、できるだけリズミカルに指を移動させましょう。

応用
・家の電話番号など、いろいろな数字でやってみましょう。
・左右の手をクロスさせて、48ページを右手で、49ページを左手でやってみましょう。

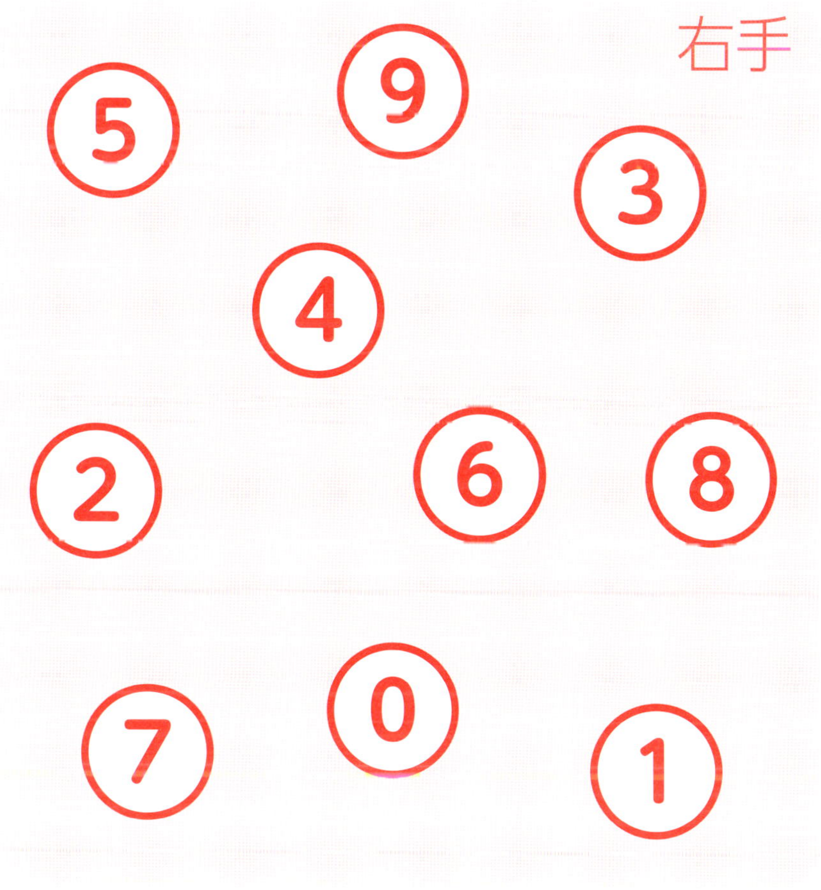

指タッチ 2

音階をタッチする

左右の指を同時に動かして、ドレミファソを順番にタッチします。歌うように声を出しながら行うと、より効果的です。

基本の動き 「ド、レ、ミ、ファ、ソ」と声に出しながら、左右それぞれ親指で、ドレミファソの順にタッチする。人さし指、中指、薬指、小指でも同様に行う。

左手

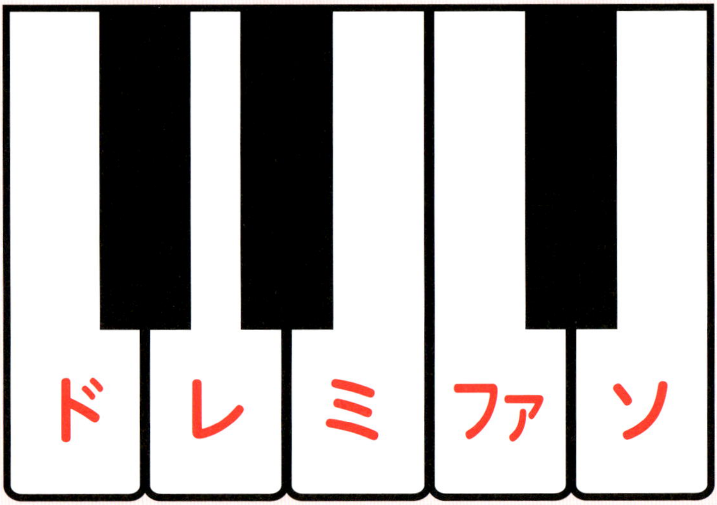

応用 「むすんでひらいて」の歌い出しの部分を歌いながら、歌に合わせてタッチしてみましょう。

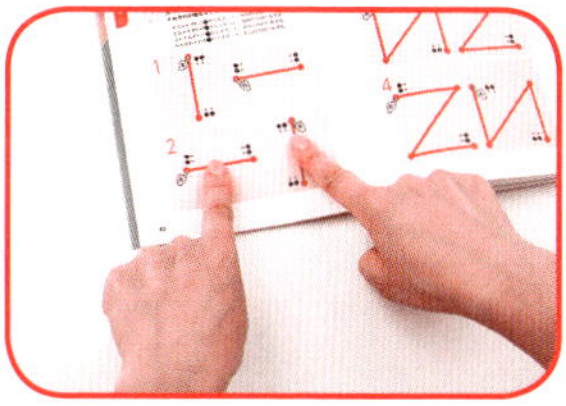

体の正面に本書を置いて、
行います。
42〜53ページまで同様です。

POINT

・声に出しながら、できるだけリズミカルに指を移動させましょう。
・歌うように、お腹から気持ちよく声を出すことも意識してみましょう。

右手

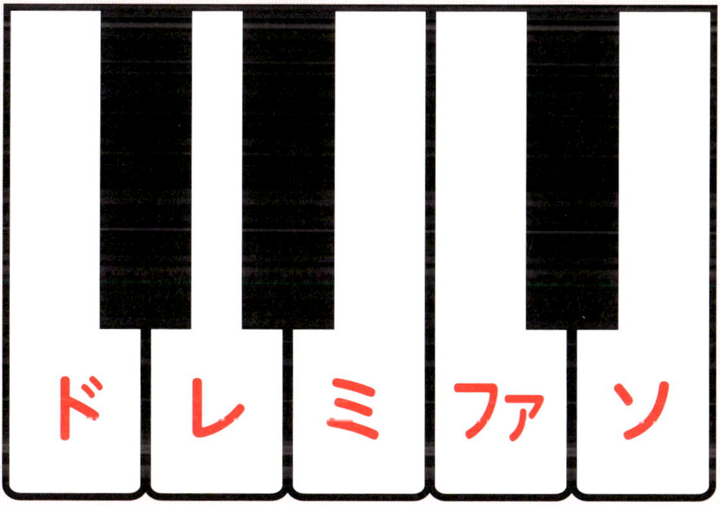

ミ・ミ・レ・ド・ド　レ・レ・ミ・レ・ド
む す ー ん で ひ ら い ー て

ソ・ソ・ファ・ミ・ミ　レ・ド・レ・ミ・ド
て を ー　うって む ー す ん で

指タッチ 3

拍子を打つ

左右の指で同時に異なる拍子を打ちます。左右で異なるリズムをとるのは難易度が高く、脳を大いに活性化します。

基本の動き　左手は2拍子、右手は3拍子のリズムでマークをタッチしていく。続いて、左手は3拍子、右手は4拍子のリズムで行う。

1

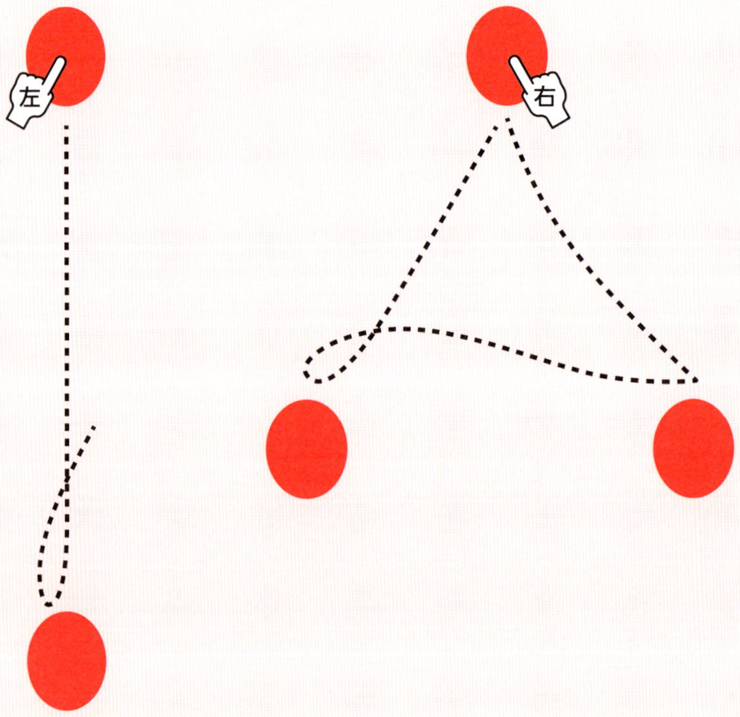

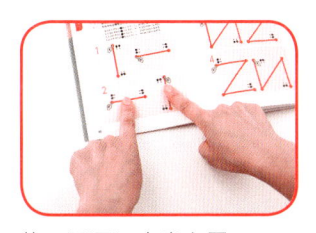

体の正面に本書を置いて、
行います。
42～53ページまで同様です。

POINT

・反対の手指の動きにつられないように、しっかりマークをタッチしましょう。
・まずはゆっくり正確に行いましょう。

応用 ページから手を離して、左右異なる拍子の指揮をしてみましょう（指揮棒を振るように動かす）。

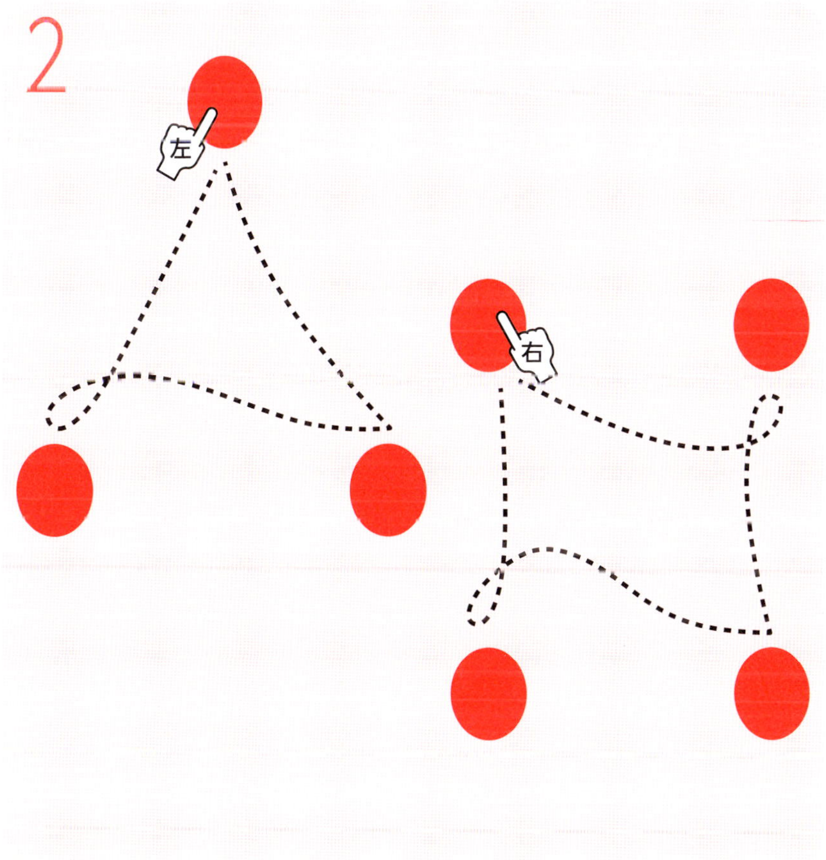

白澤流

ボケ予測テスト

最新バージョン

自分の嗜好、生活習慣を振り返り
「はい」か「いいえ」を○で囲みましょう。

・朝はパン党だ	はい・いいえ
・玄米や雑穀米は苦手だ	はい・いいえ
・ごはんがないと食べた気がしない	はい・いいえ
・サラダに市販のドレッシングをよく使う	はい・いいえ
・甘いものを食べると気持ちが落ち着く	はい・いいえ
・どんぶりものをよく食べる	はい・いいえ
・昼はコンビニ弁当で済ませることが多い	はい・いいえ
・ラーメンが好きでよく食べる	はい・いいえ
・お腹まわりがプヨプヨしている	はい・いいえ
・一日中、外に出ないことが多い。	はい・いいえ
・人とつき合うのは面倒だと感じる	はい・いいえ
・新聞や本はほとんど読まない	はい・いいえ
・「年だから仕方ない」とつい言い訳をしてしまう	はい・いいえ
・強いストレスを感じることが多い	はい・いいえ
・たばこがやめられない	はい・いいえ

「いいえ」の数（　　　個）A

・お酒の中では赤ワインをよく飲む	はい・いいえ
・「オメガ3」を意識している ※「オメガ3」を知らない人は「いいえ」（82ページに解説あり）	はい・いいえ
・納豆をよく食べる	はい・いいえ
・ステーキを食べるならヒレを選ぶ	はい・いいえ
・生野菜を食べるようにしている	はい・いいえ
・お腹がすいてなければ食事を抜くことがある	はい・いいえ
・料理にココナッツオイルをよく使う	はい・いいえ
・20歳のころと服のサイズが変わらない	はい・いいえ
・「体にいい」という話題には敏感だ	はい・いいえ
・なるべく階段を使うようにしている	はい・いいえ
・夜遅くとも12時までには寝るようにしている	はい・いいえ
・趣味がある	はい・いいえ
・お笑い番組が大好きだ	はい・いいえ
・自分は幸せだと感じる	はい・いいえ

「はい」の数（　　個）B

A＋B＝（　　個）

この数値が判定ポイントになります。

白澤流

ボケ予測テスト 最新バージョン

判定＆アドバイス

ポイントが 22以上 のあなたは？

健康情報に敏感で、自ら健康的な生活を心がけられるタイプですね。ボケるリスクの低い嗜好、生活習慣を身につけているといえるでしょう。ただし「健康のために」と我慢をしすぎると、それが反対にストレスになる可能性もあります。今の生活習慣を守りつつ、精神的ストレスをため込まないことで、元気でボケずに年をとることが期待できます。

ポイントが 9～21 のあなたは？

体にいいことを心がけている一方で、悪いとわかっていながら変えられない嗜好や生活習慣も多いという現状ですね。今は健康に自信があっても、年齢を重ねるうちに気になることが増えてくる可能性が高いといえます。１項目ずつでも体によい選択を増やしていくことで、病気になったり、ボケる確率は低くなっていきます。できることから始めましょう。

ポイントが 8以下 のあなたは？

あなたの嗜好及び生活習慣は、ボケる可能性がかなり高いといえます。自覚はなくても、脳は老化の一途をたどっています。前のページに戻り、自分の選択を確認してください。ボケたくなければ、54ページの項目では「いいえ」、55ページの項目では「はい」と答えられる生活習慣に変えていくことが必要です。そのうえで、毎日のちょっとした時間に「手指体操」を取り入れるとよいでしょう。

第2章

身近な道具で

身のまわりにある道具を活用して
楽しく脳を活性化させる体操

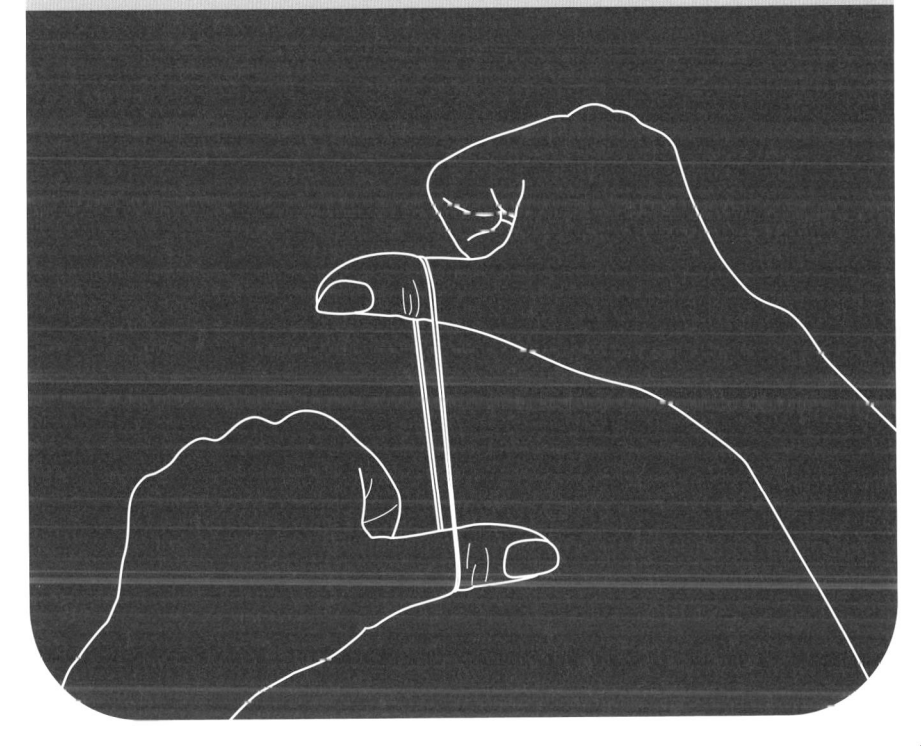

広告・新聞紙でジャグリング

新聞紙などを丸めて輪を作り、ジャグリングにチャレンジしましょう。ジャグリングも、新聞紙を丸めて輪を作るのも手指をたっぷり使い、脳を大いに刺激します。

作り方 紙を細長く丸め、テープで留めて輪を作る。

[用意するもの]

- 新聞紙（または、折り込みチラシなど）
- テープ
- 割り箸

スタート

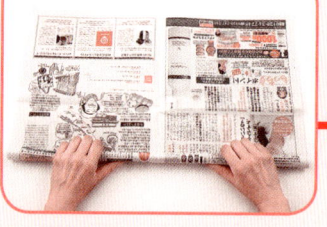

新聞紙を端から、きっちりと丸めていく。

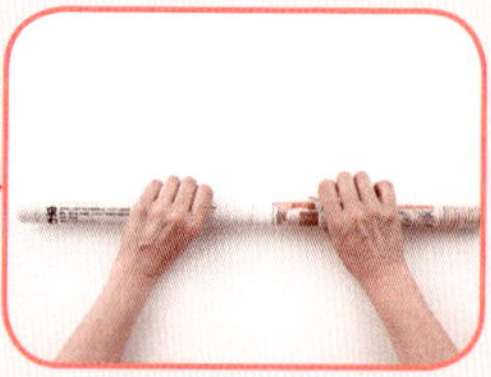

細長い棒状にする。

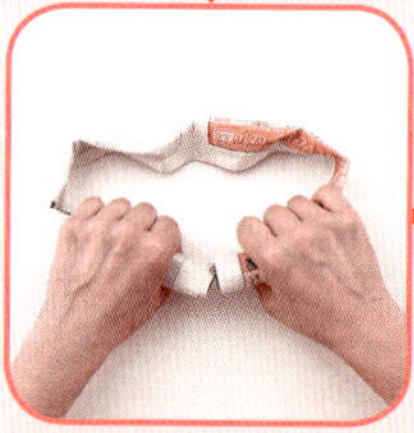

端と端をつなげて、輪にする。

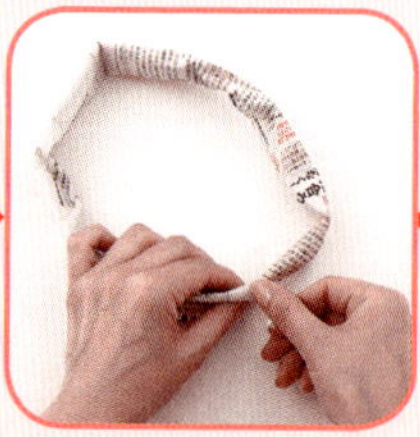

つなぎ目をテープで留める。

できあがり

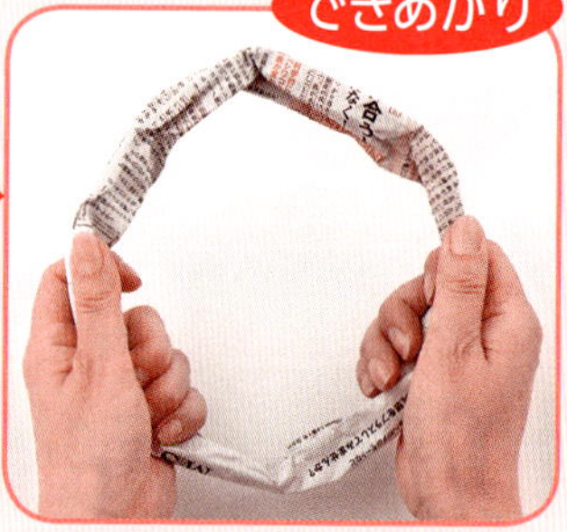

ギュギュッと握って、丸い形に整える。

応用 輪の回転を止めずに、手を持ち替えてみましょう。

基本の動き 左ページで作った輪を割り箸に通して、左右の手でまわす。

左手で

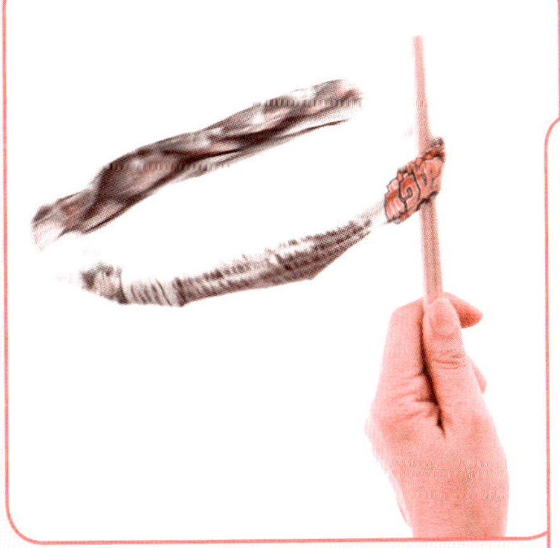

右まわし／左まわし

右手で

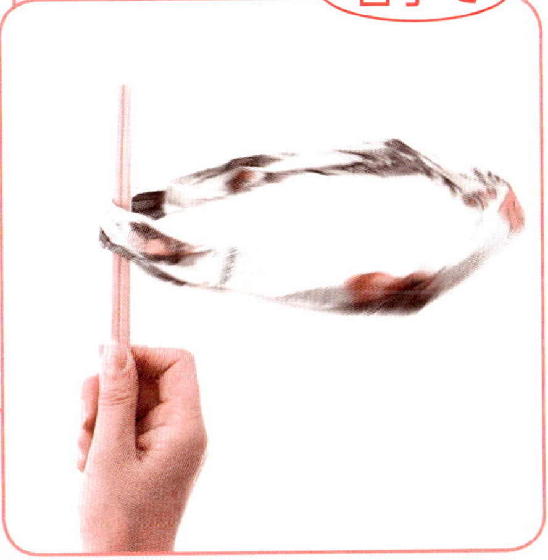

右まわし／左まわし

POINT

・まわしづらいほうを重点的に行うと効果的です。
・輪が飛んでいってしまうこともあるので、周りに壊れやすいものがない場所で行います。

買い物袋たたみ

スーパーのレジ袋をたたみながら、脳を活性化させます。整理整頓にも役立つ、一石二鳥のトレーニングです。

基本の動き　レジ袋を縦に細長く折ってから、端からくるくると折りたたんでいく。

初級編　三角形

[用意するもの]

・レジ袋

スタート

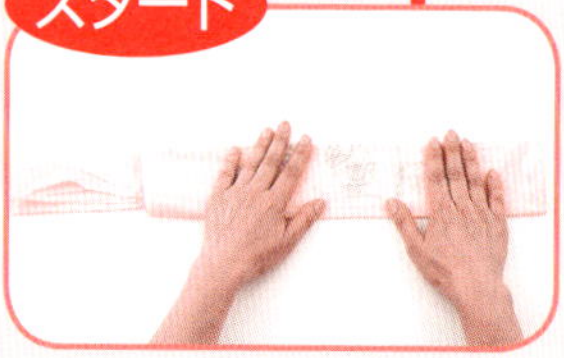

レジ袋を広げて空気を抜き、縦半分に折ったあと、さらにもう半分に折る。

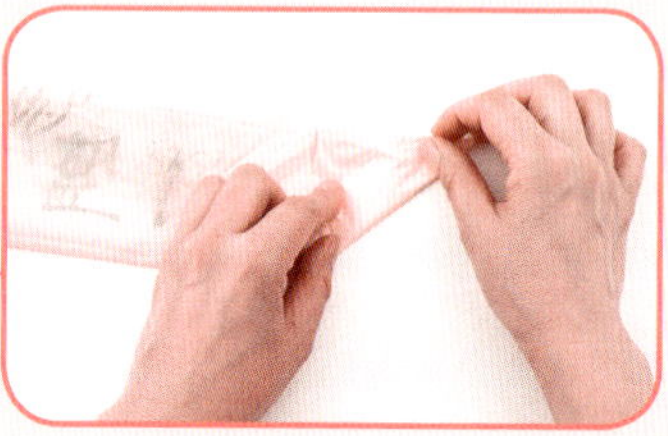

袋の底のほうから、三角形にたたんでいく。

できあがり

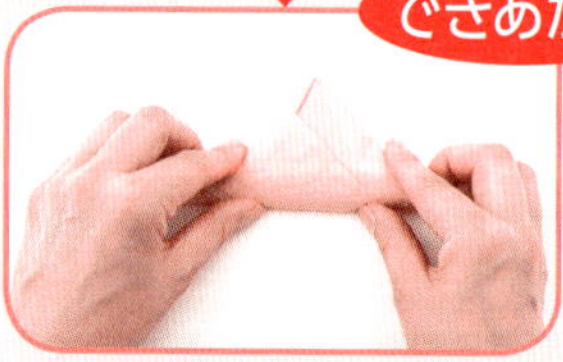

最後は中に折り込んで、できあがり。

折り方

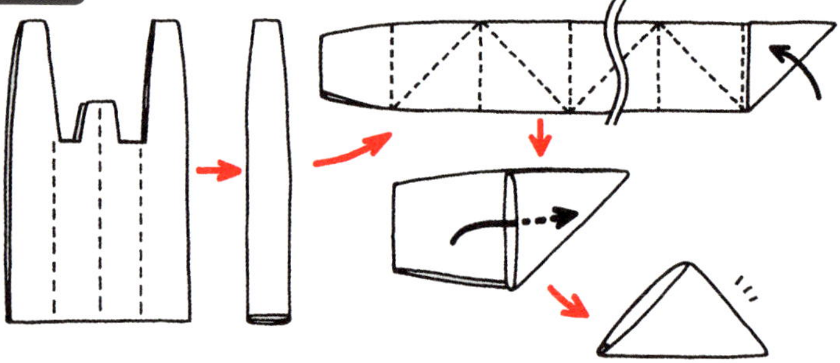

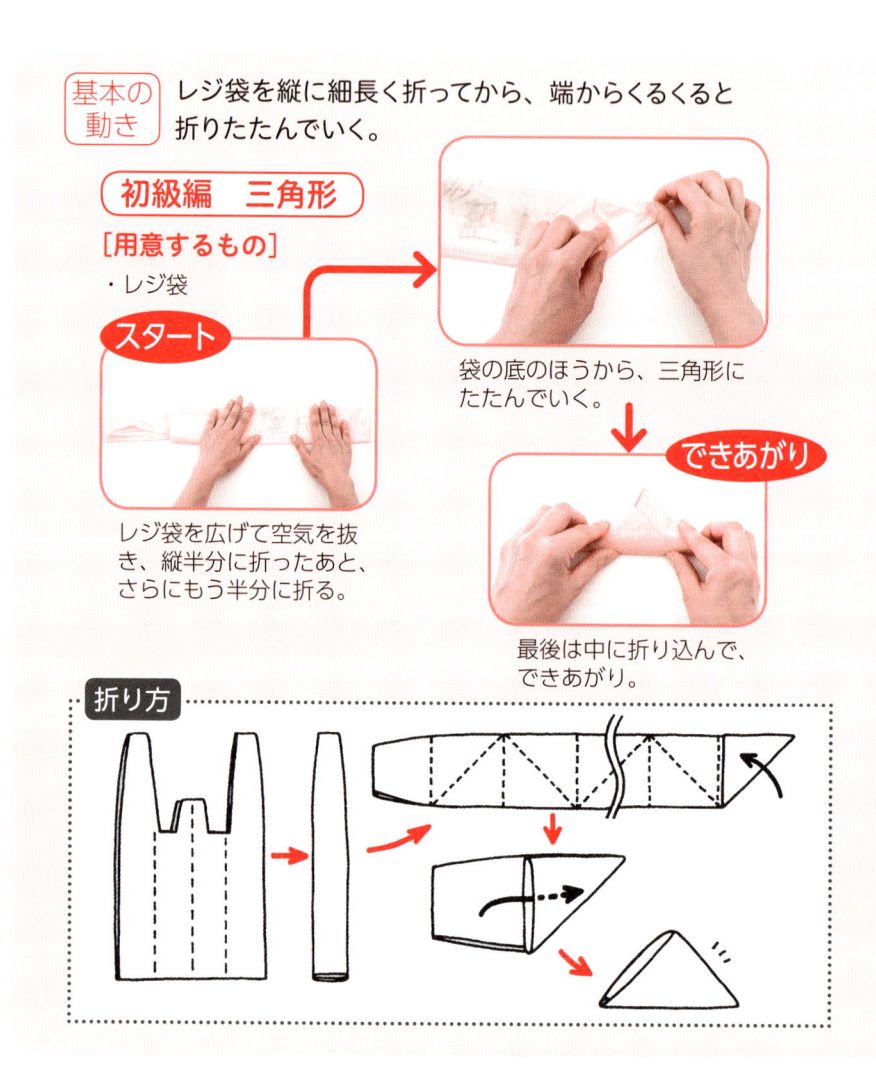

POINT

・袋に空気が残っていると折りづらいので、はじめにきちんと空気を抜いてから折り始めましょう。
・袋が小さいほど難易度が上がります。いろいろな大きさの袋で試してみましょう。

上級編　五角形

スタート

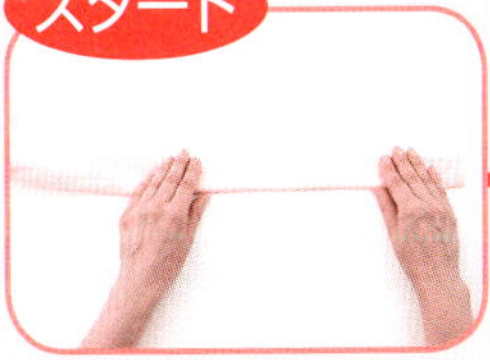

レジ袋を広げて空気を抜き、左ページの三角形のときよりもさらにもう半分折る。

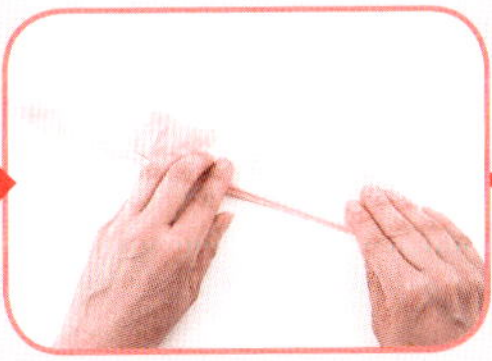

半分の長さになるように折りたたむ。

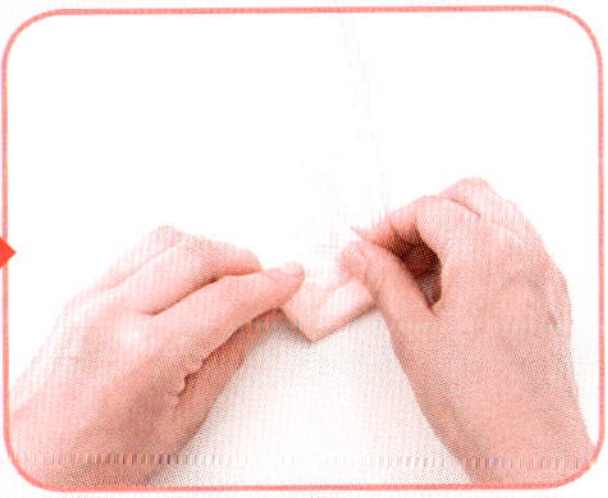

輪になっているほうを、左斜めに折り上げ、下の図のように折る。

折り方

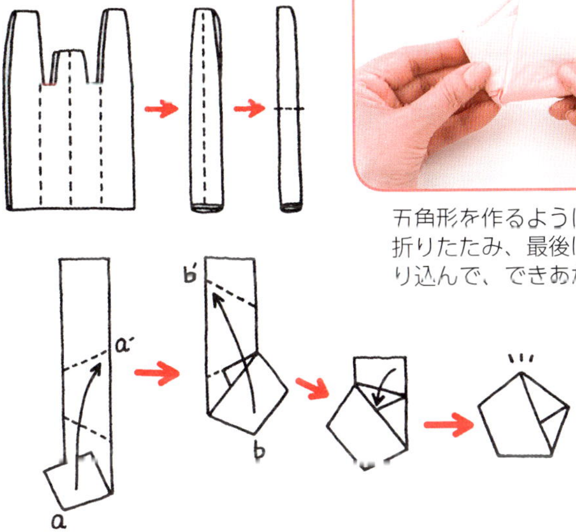

できあがり

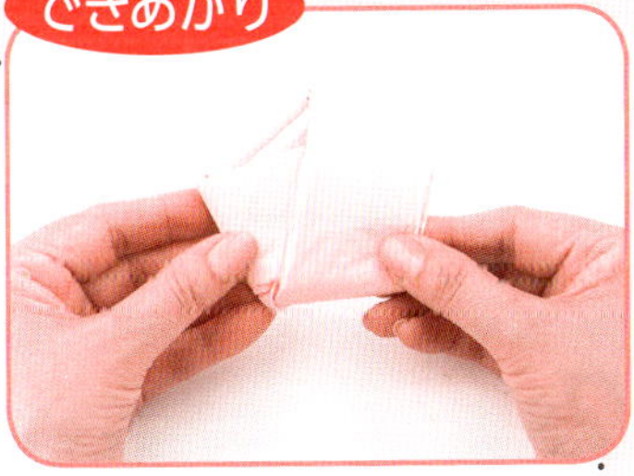

五角形を作るように端まで折りたたみ、最後は中に折り込んで、できあがり。

レシート破り

長いレシートを、手だけを使って縦半分に破ります。レシートが長くなればなるほど、集中力の継続が必要になります。

基本の動き

初級　レシートを縦方向に、上から下まで指を下にずらしながら破く。

［用意するもの］　・レシート

スタート

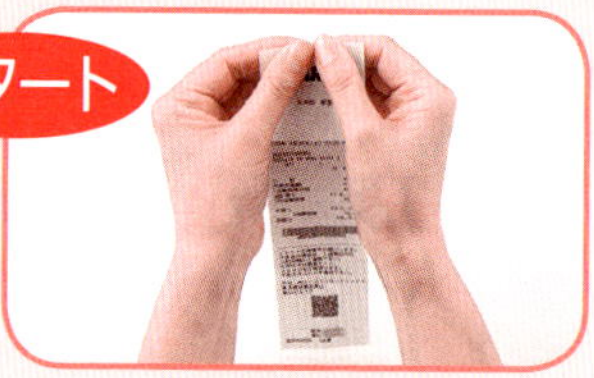

レシートの上端の真ん中あたりを両手で持つ。

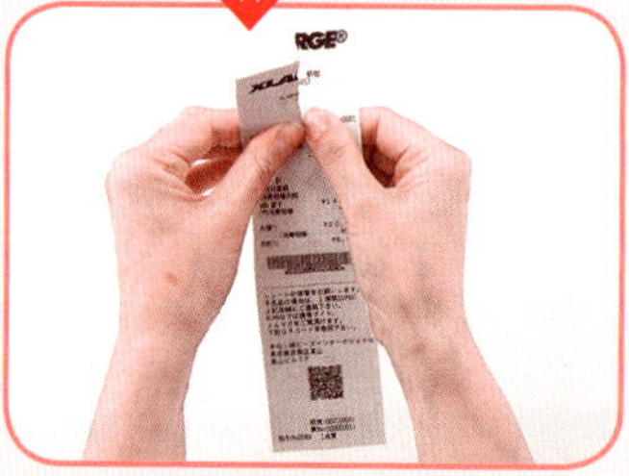

切っている箇所に指をスライドさせながら、下に破いていく。

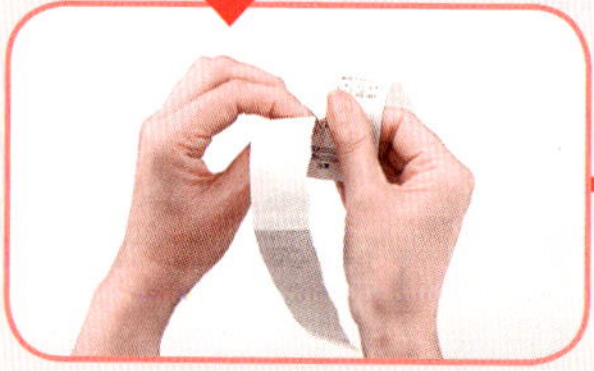

下端まで破く。

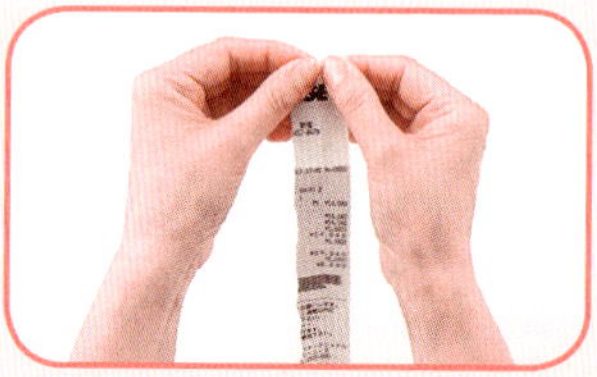

縦半分に切れたら、レシートをさらに半分に破く。

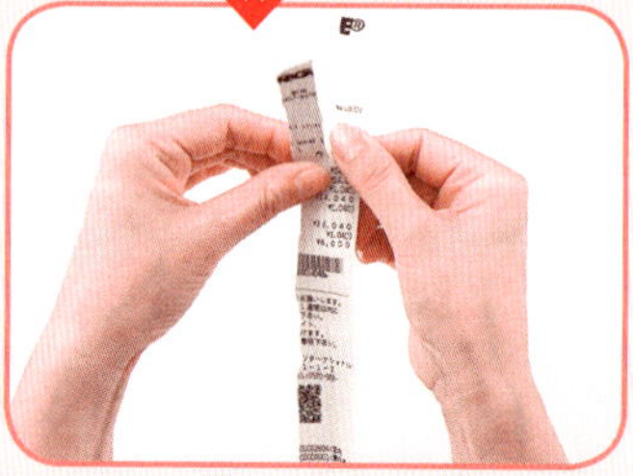

下端まで破く。

応用

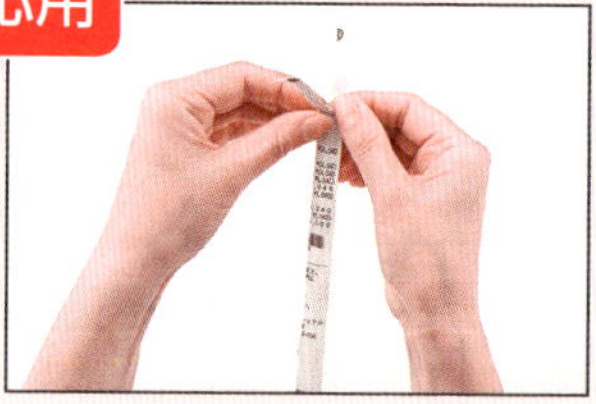

1/4の幅にもチャレンジしてみましょう。

POINT

・レシートをゴミ箱に捨てる前に、ゲーム感覚でトライしてみましょう。
・少しずつ長いレシートでチャレンジしてみましょう。

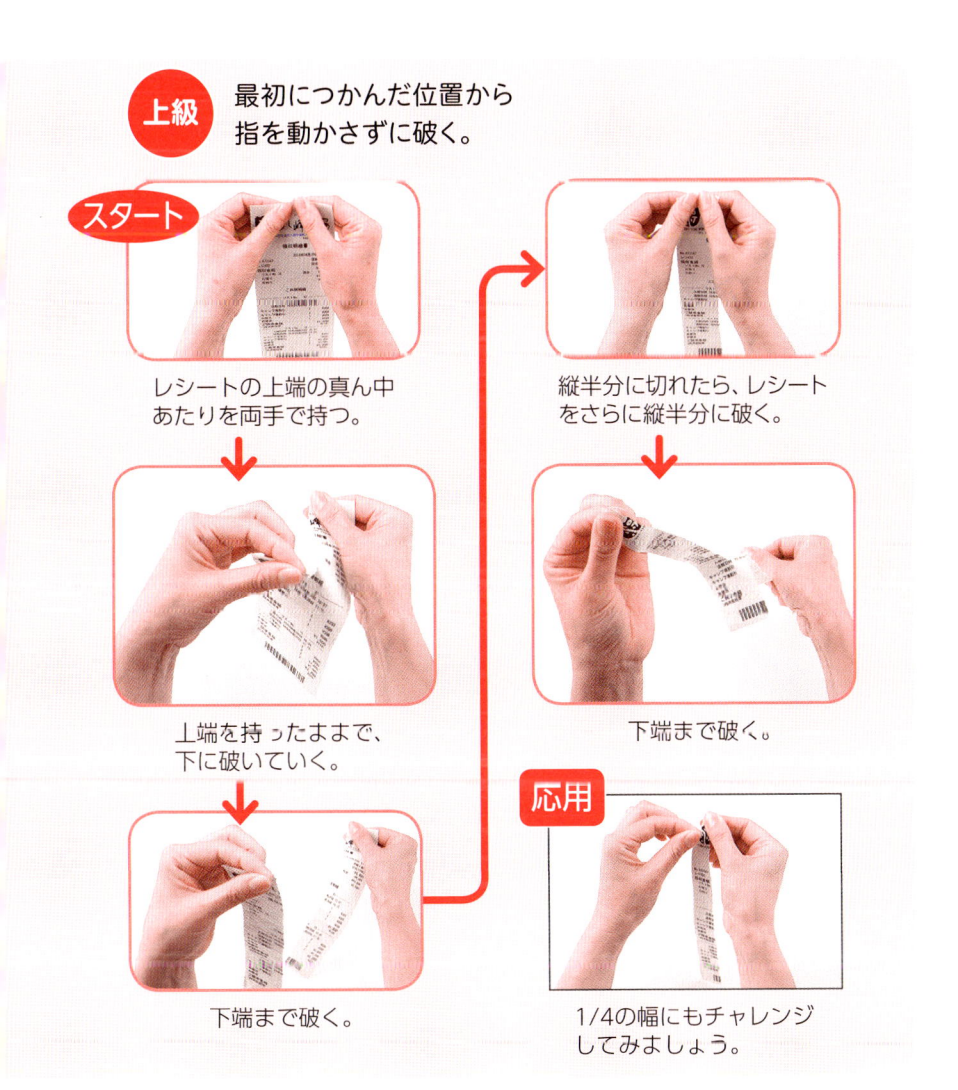

上級 最初につかんだ位置から指を動かさずに破く。

スタート

レシートの上端の真ん中あたりを両手で持つ。

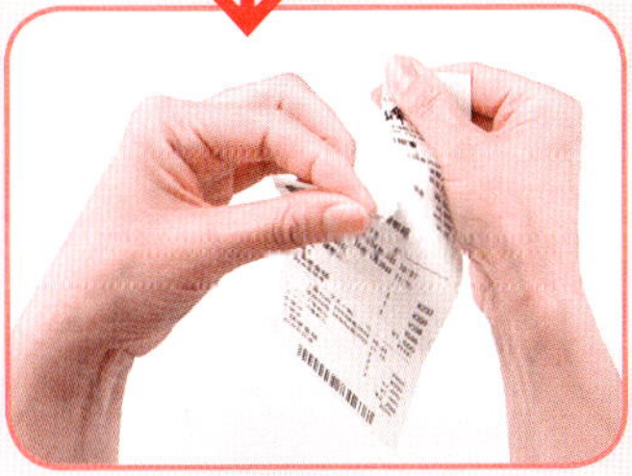

上端を持ったままで、下に破いていく。

下端まで破く。

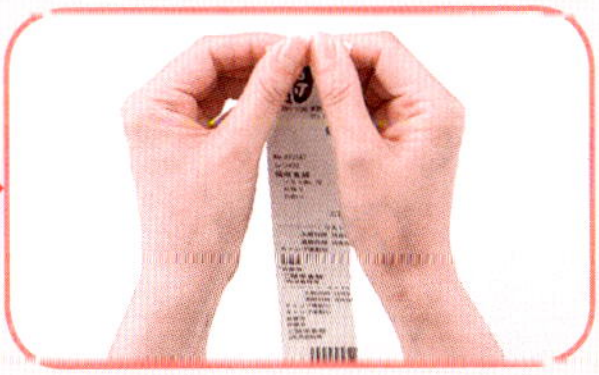

縦半分に切れたら、レシートをさらに縦半分に破く。

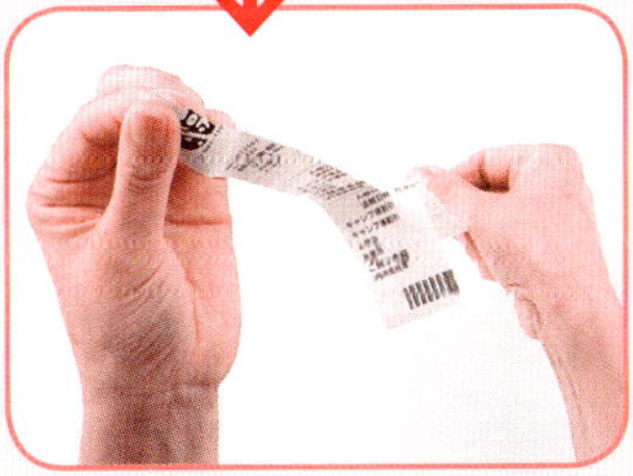

下端まで破く。

応用

1/4の幅にもチャレンジしてみましょう。

輪ゴムまわし

両手の指を使って、輪ゴムをまわしながら指の間を移動させます。すべての指をまんべんなく動かして、脳の血流量を増やします。

基本の動き

輪ゴムに左右の指を1本ずつ入れてまわし、指から輪ゴムを外さずに隣の指へと移動しながら、すべての指で輪ゴムをまわす。

[用意するもの]

・輪ゴム　1本

スタート

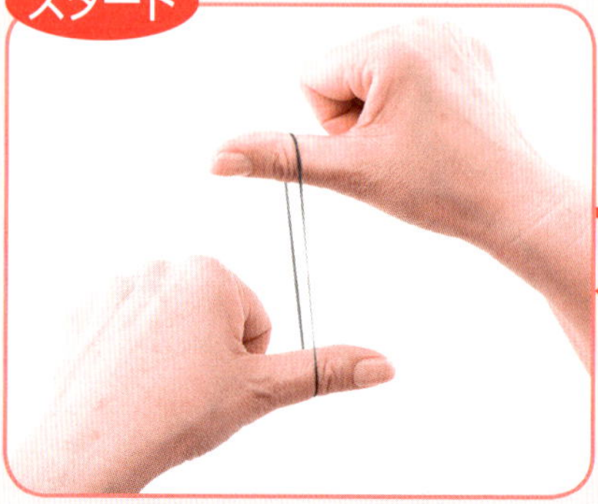

輪ゴムに左右の親指を入れて、10回まわす。

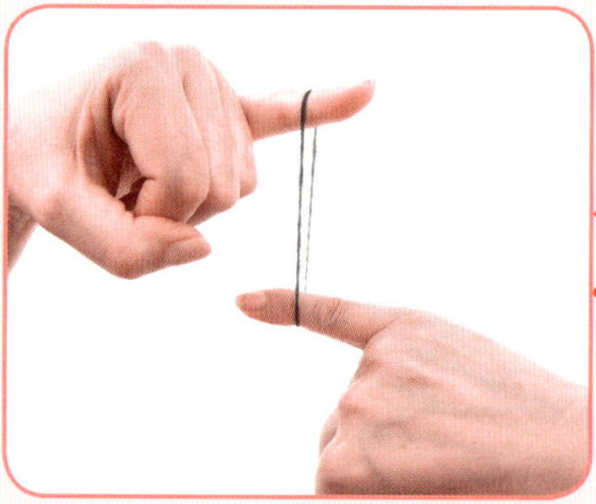

輪ゴムを小指に移動させて10回まわす。まわし終わったら、今度は、小指、薬指…の順にまわして親指まで戻す。

POINT

- はじめのうちはゆっくりと確実にまわし、慣れてきたらまわすスピードを速くしてみましょう。
- まわしにくい指は、まわす回数を増やすと、より効果的です。

応用

反対方向にまわしてみましょう。

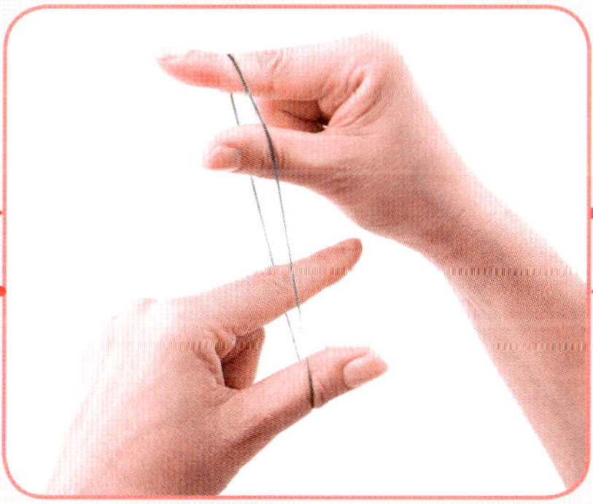

親指から輪ゴムを外さずに、隣の人さし指へと移動する。

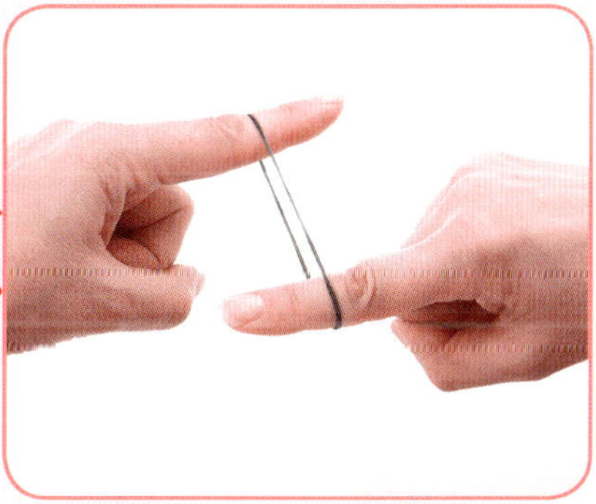

輪ゴムを左右の人さし指で、10回まわす。

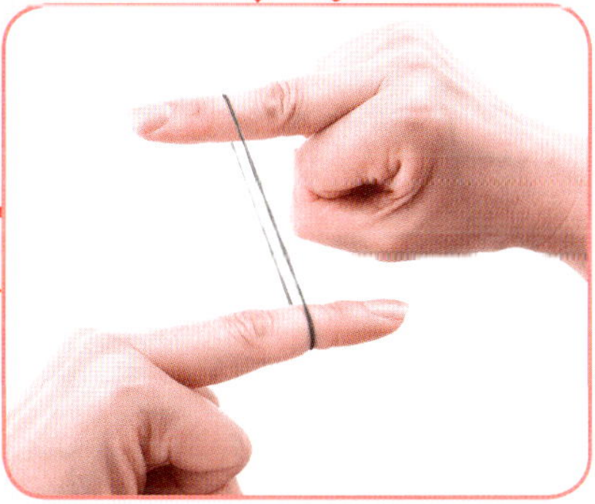

輪ゴムを外さずに中指に移動させて、10回まわす。

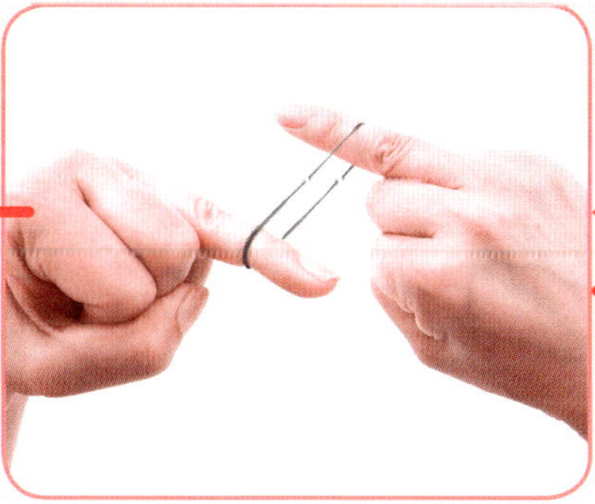

輪ゴムを外さずに薬指に移動させて、10回まわす。

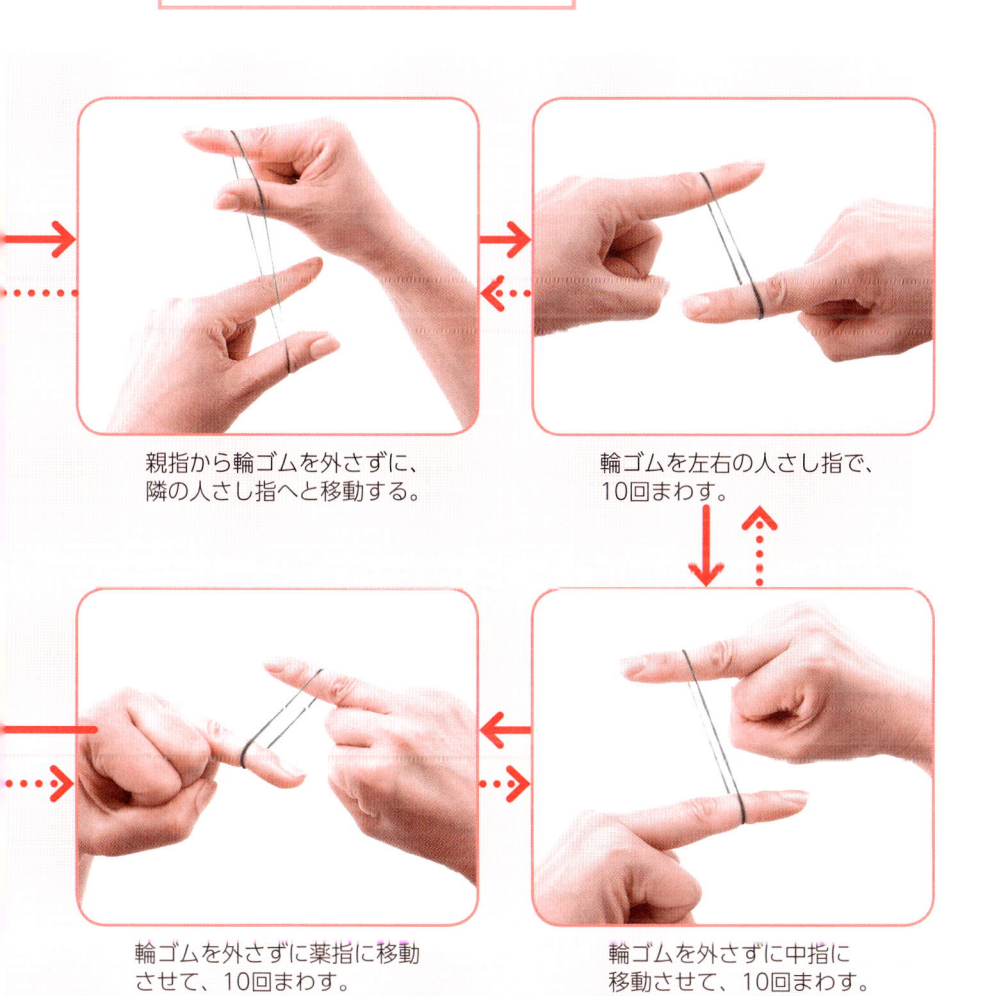

輪ゴムで エキスパンダー

脳を活性化しながら、年齢とともに減少しやすい握力を鍛えます。ちょっと疲れたなと感じるまで行うと、握力アップの効果が高まります。

基本の動き　適当な本数（適度に負荷がかかる）の輪ゴムを2本の指にかけて、開いたりゆるめたりをくり返す。これをすべての指で行う。

スタート

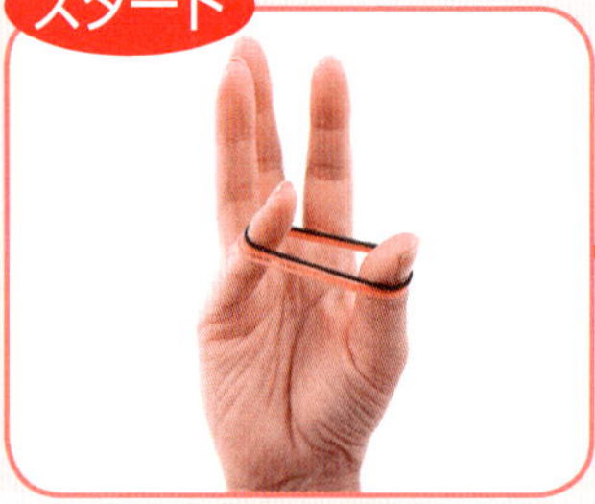

輪ゴムを親指と小指にかける。

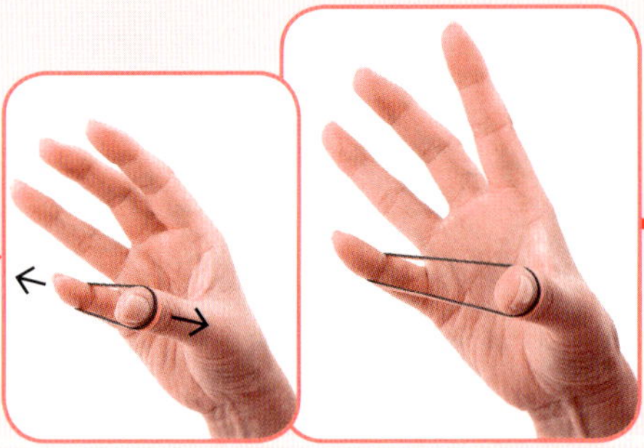

開いたりゆるめたりを10回くり返す。

［用意するもの］

・輪ゴム　1本以上

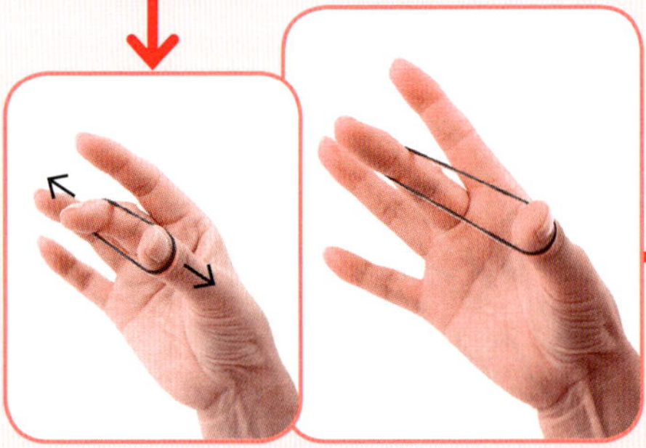

輪ゴムを親指と中指にかけ、開いたりゆるめたりを10回くり返す。

POINT

- 輪ゴムの数は、少し疲れる程度から始めましょう。慣れてきたら少しずつ本数を増やしてチャレンジしてみましょう。
- 開く、ゆるめるを、ゆっくりと確実に行いましょう。

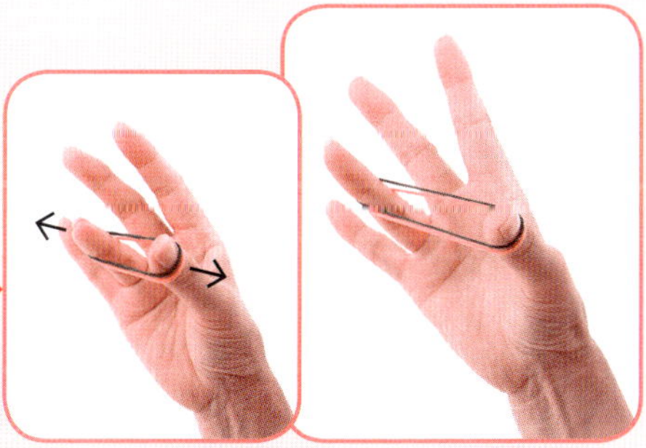

輪ゴムを親指と薬指にかけ、開いたりゆるめたりを10回くり返す。

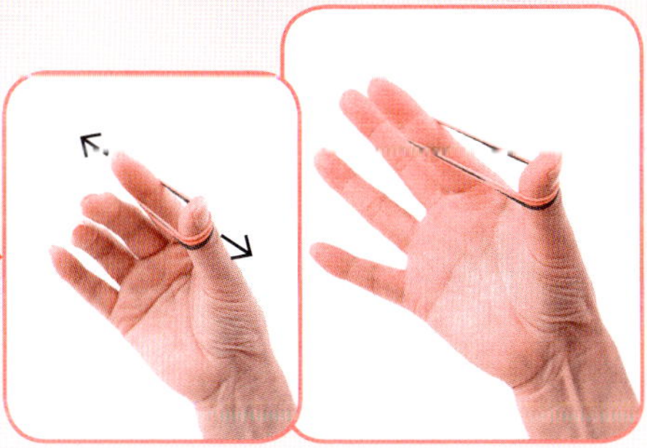

輪ゴムを親指と人さし指にかけ、開いたりゆるめたりを10回くり返す。

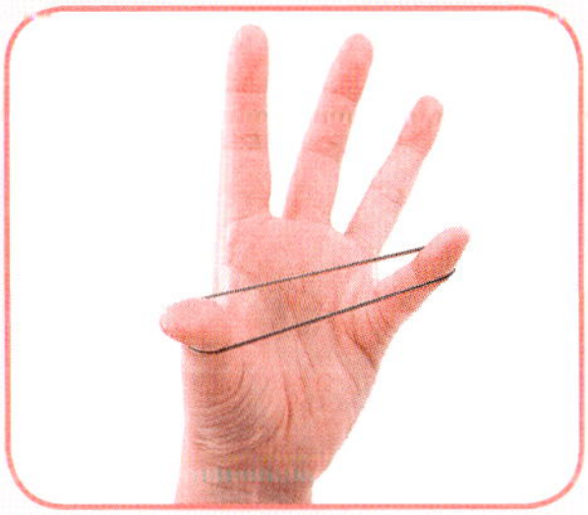

反対の手でも同様に行う。

応用

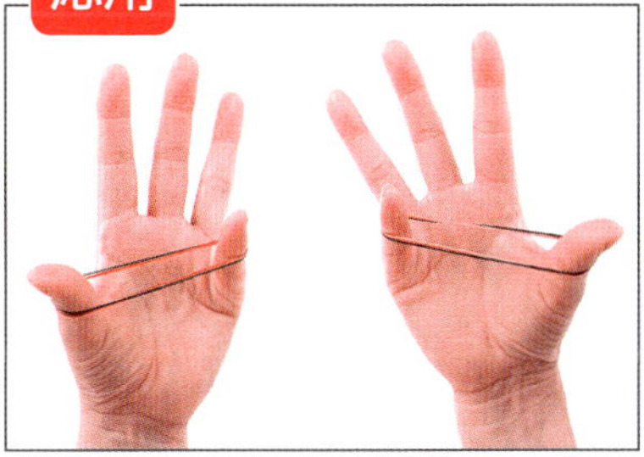

両手で同時にやってみましょう。

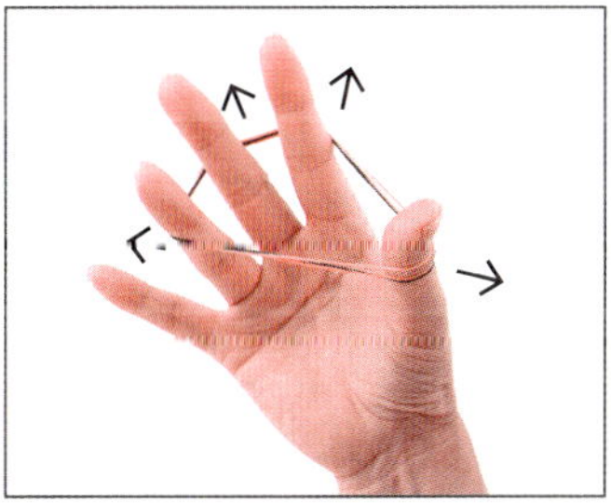

３本の指、４本の指に輪ゴムをかけて、やってみましょう。

輪ゴムでチェーリング

自分で作る輪ゴムの知恵の輪で、かなりの集中力が必要です。また、全部解けたときの達成感も、有効な刺激になります。

基本の動き 輪ゴムをいくつもつなげる。つなぎ終わったら、次にそれをほどいていく。

［用意するもの］ ・輪ゴム　10本以上

準備

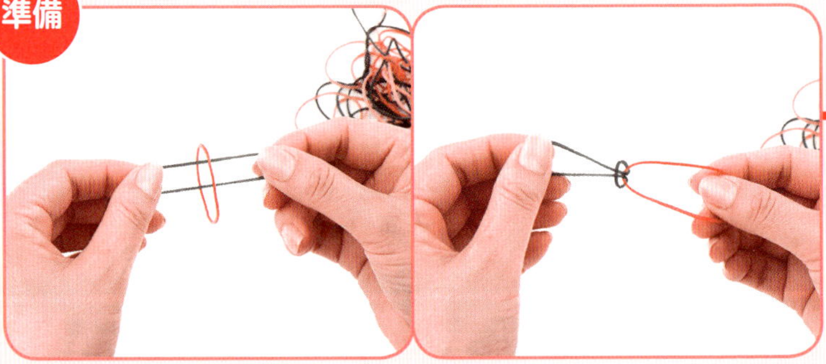

2本の輪ゴムをつなげる。

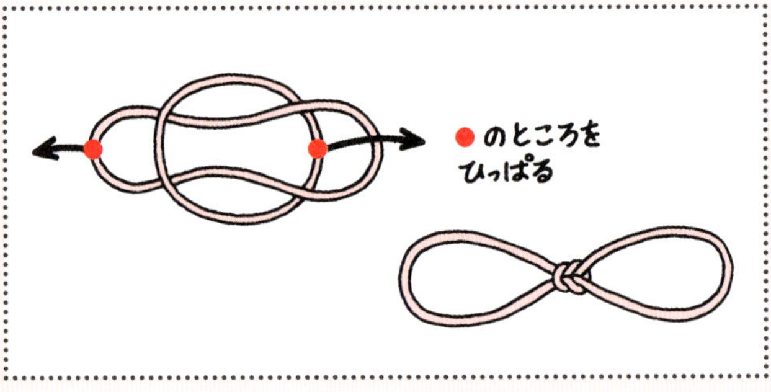

POINT

・輪ゴムの大きさや色をいろいろ組み合わせると、ゲーム性もアップします。
・一人が輪ゴムをつなぎ、もう一人がほどくというように、ほかの人と楽しむのもおすすめです。

応用

輪ゴムの本数を決めてつなぎ、ほどく時間を競い合ってみましょう。

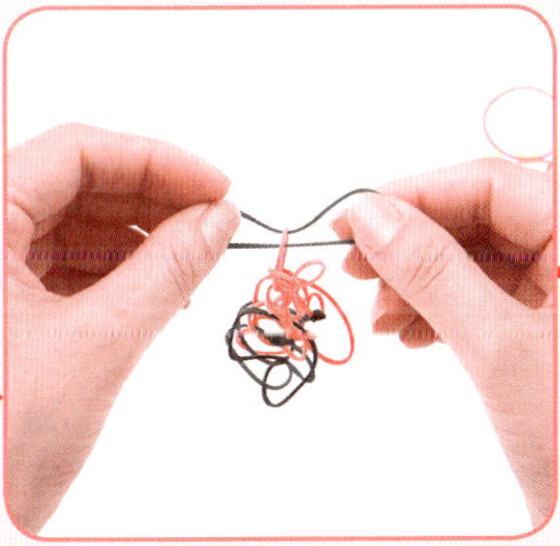

続けていくつもつなげていく。

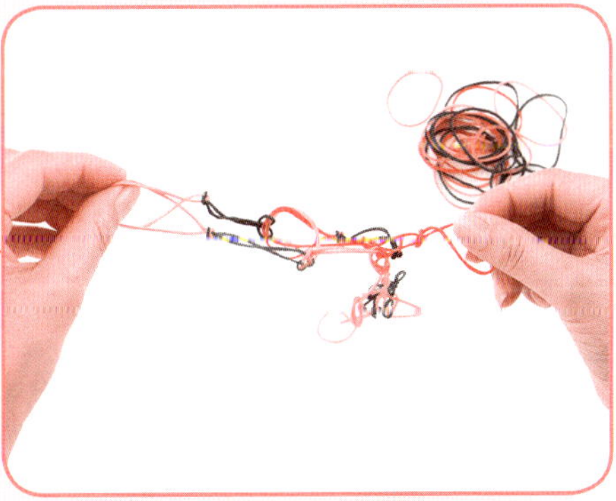

好きな数だけつなげる。

遊び方 つながった輪ゴムを、1つずつほどいていく。

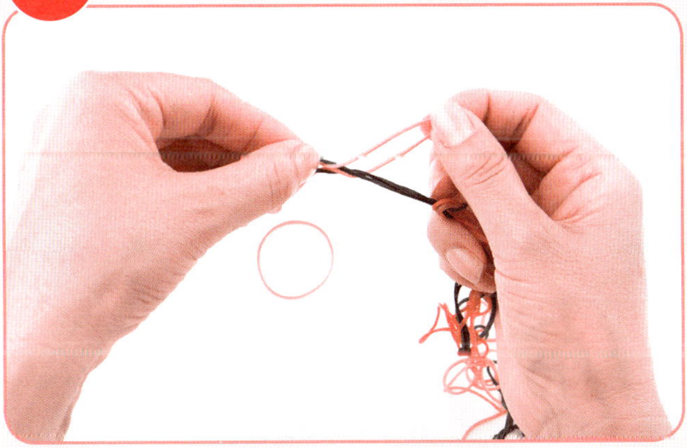

古布裂きでハタキ作り

古布を手で裂いて、ハタキにリサイクルします。布を裂く作業は脳の血流を大いにアップさせます。ハタキをかけるときには左右の手を使って、さらに脳に刺激を与えるようにしましょう。

作り方 古布を最後の1cm程度残して細かく裂き、割り箸に巻いて輪ゴムでまとめる。

[用意するもの]

・綿などの古布（25cm×50cm程度）　・割り箸　・輪ゴム　・はさみ

①

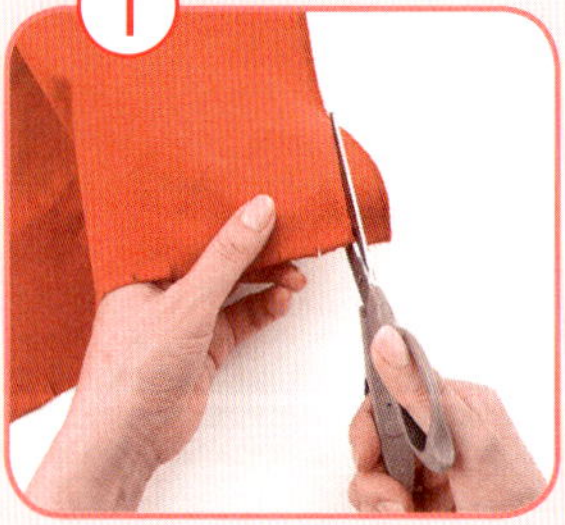

布の端から1.5cm間隔で切り込みを入れる。

②

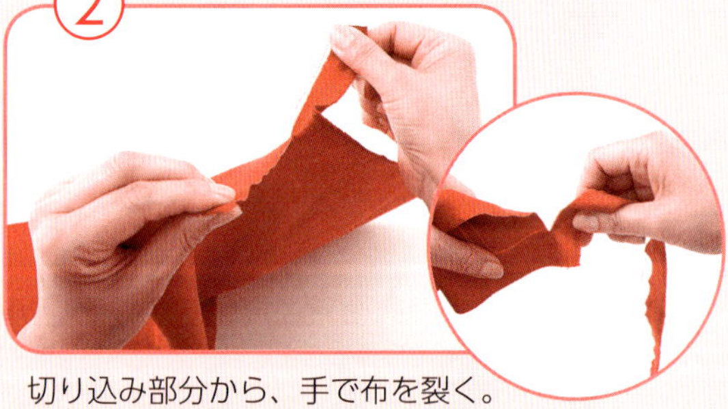

切り込み部分から、手で布を裂く。
最後は1cm程度、裂かずに残しておく。

③

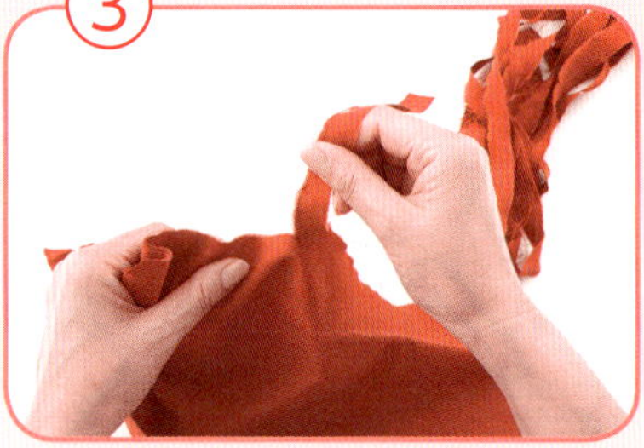

④

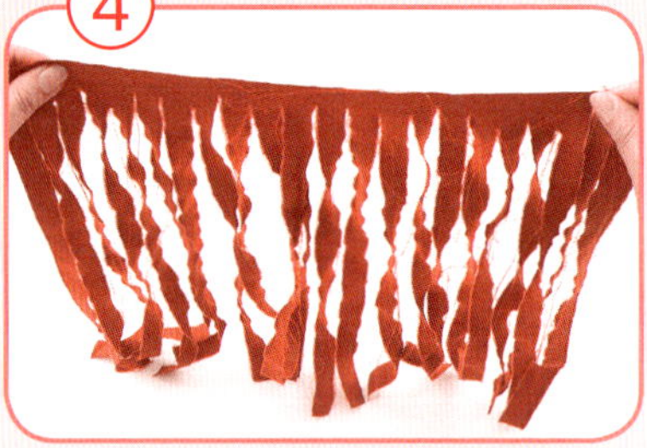

布の端まで裂いていく。

POINT

・布を裂くときに、最後まで裂かないように注意します。
・ハタキをかけるときは、利き手だけでなく、反対の手にも持ち替えてみましょう。

5

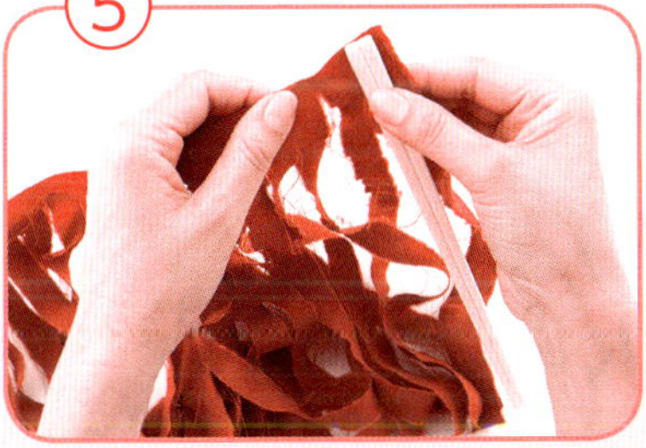

布の端に割り箸を当てて、布を巻きつけていく。

6

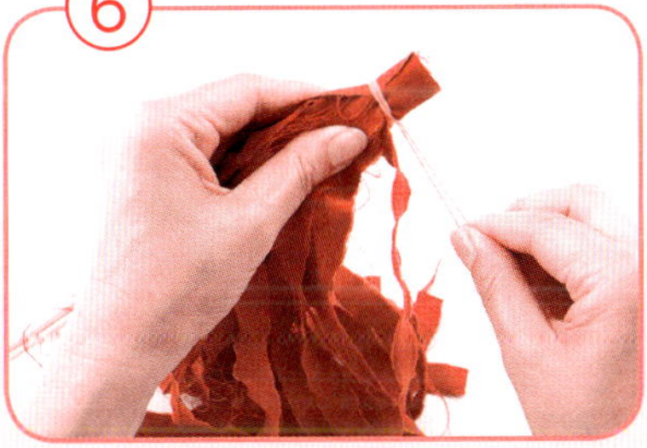

端から1.5〜2cmぐらいのところを、輪ゴム2〜3本をぐるぐると巻きつけて留める。

7

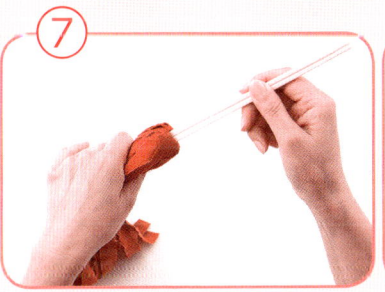

輪ゴムのところから、布をくるりとひっくり返し、布の部分を手でまとめる。

8

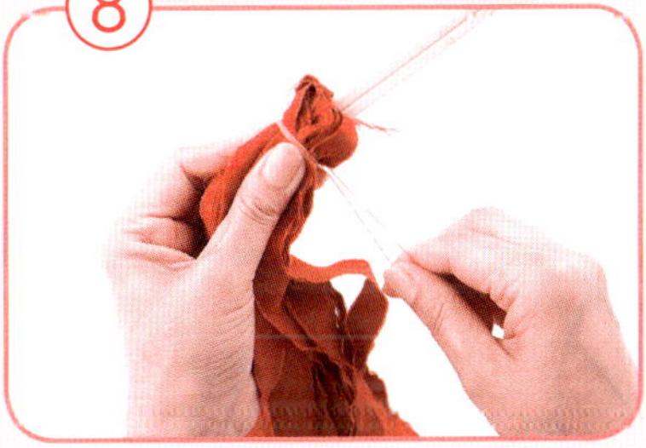

端から1.5〜2cmぐらいのところに輪ゴムをぐるぐると巻きつける。

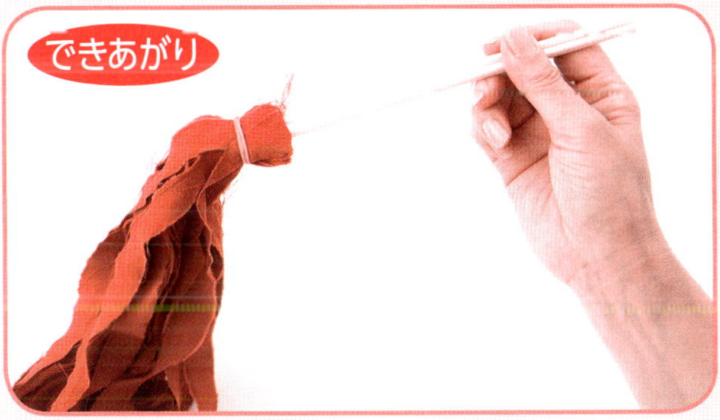

ペットボトルのふたでおはじき

ペットボトルのふたは、大きさも重さもおはじきにぴったり。いろいろな指ではじいて、手指をたっぷり使いましょう。使いにくい指を使うときに、脳への血流量はさらに増加します。

基本の動き

テーブルの上などにペットボトルのふたを置き、人さし指から順番にすべての指を使って的に向けてはじく。

[用意するもの]

・ペットボトルのふた

スタート

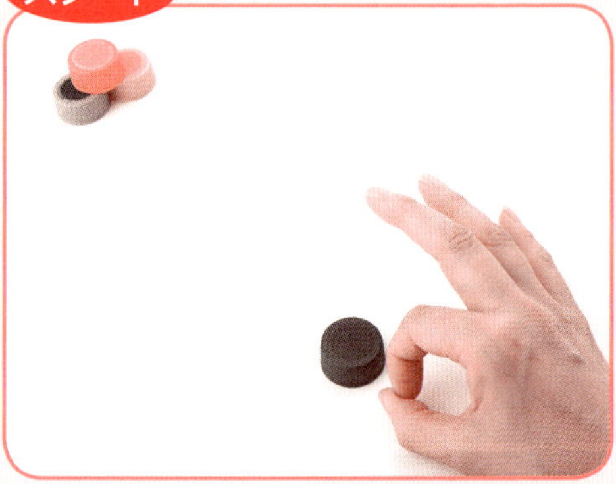

適当な距離に的を置く。右手の人さし指から順番にペットボトルのふたをはじき、的に当てる。

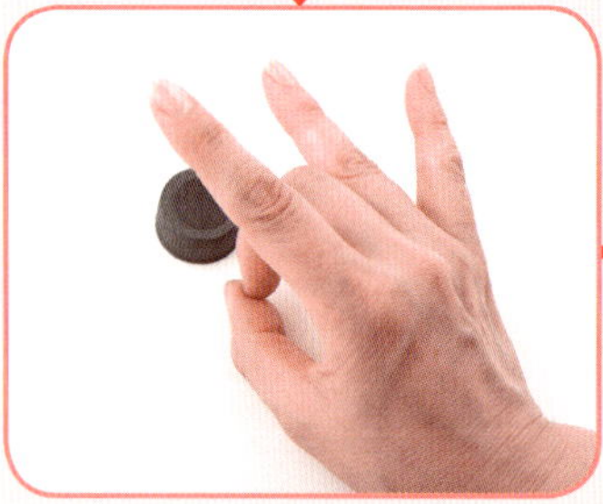

右手の中指

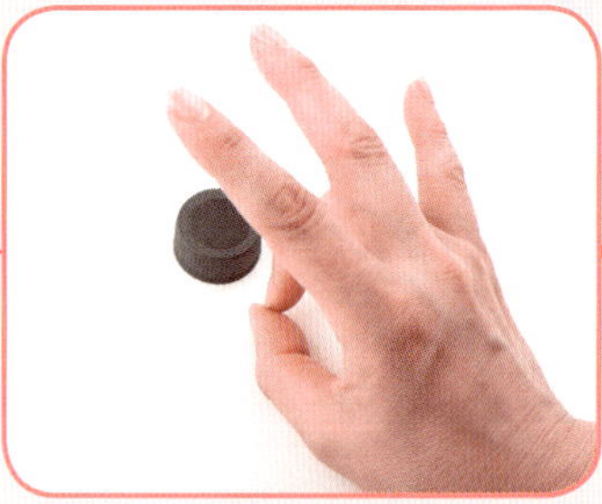

右手の薬指

POINT

- 的の位置や大きさを変えて、自分に合わせた難易度で挑戦してみましょう。
- 強さをコントロールすることでも、脳は活性化します。

応用

両手で同時にやってみましょう。

応用

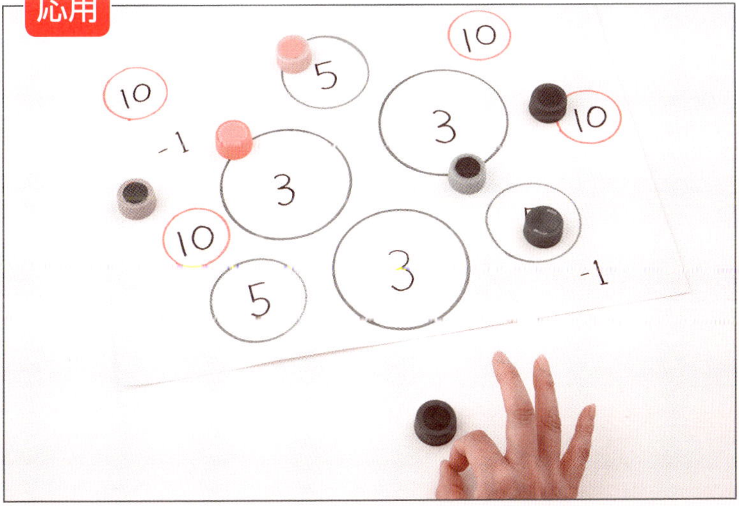

数字の的を作って、何点とれるかを記録し、点数アップを目指す。

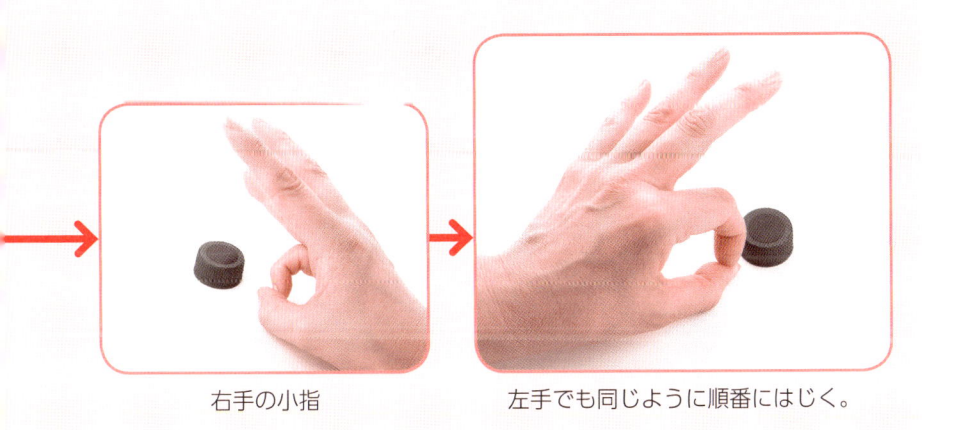

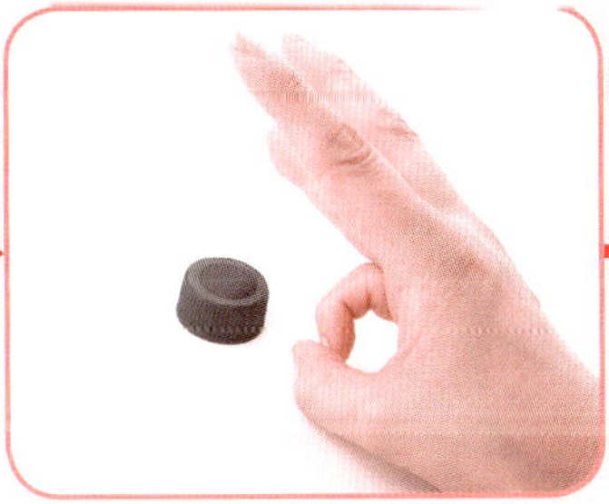

右手の小指

左手でも同じように順番にはじく。

ペットボトルの笛で演奏

指で口のすき間をコントロールすることで、笛の音色が変化します。手指を使う効果に加え、聴覚からも脳を刺激します。

作り方 小さめのペットボトルに穴をあけ、穴の下に先をつぶしたストローをテープで貼りつける。

[用意するもの]

・ペットボトル（高さ約12cm／乳酸菌飲料などが入っている小さめのもの）
・ストロー（約12cm）　・テープ　・油性ペン　・カッター

スタート

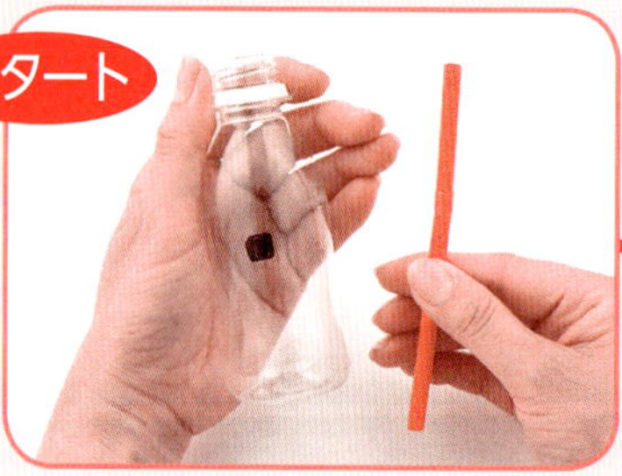

ペットボトルのほぼ中央に、写真のように油性ペンで印（1cm×1cm程度）をつける。

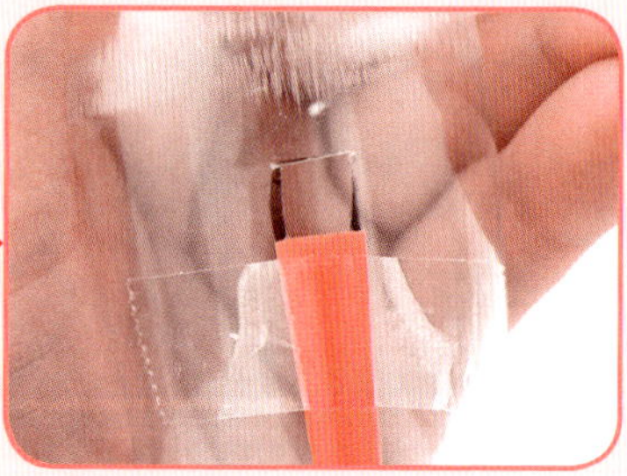

印の部分をカッターで切って穴をあけ、穴のすぐ下に先を平らにしたストローをテープで貼りつける。

できあがり

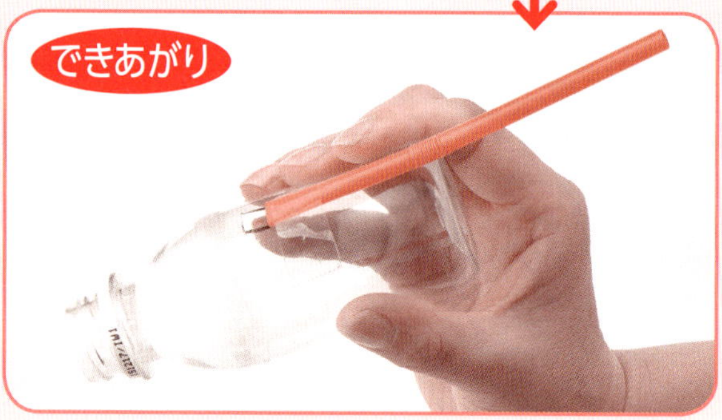

応用 知っている曲を演奏してみましょう。

基本の動き ペットボトルの口を手で押さえながら、ストローから息を吹き込んで音を出す。

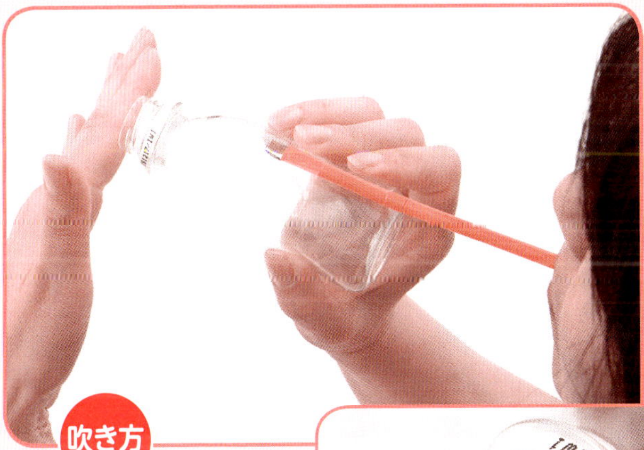

吹き方

片方の手でペットボトルの口を押さえて、ふさぎ具合を調整しながら、ストローから息を吹き込む。

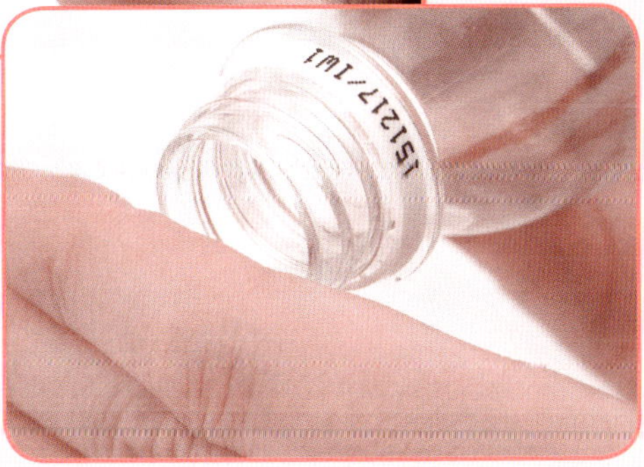

POINT

口を全部ふさいで優しく吹くと「ド」に近い音が、口を全部開けると「ソ」に近い音が出ます。また、強めに吹くと高い音が、優しく吹くと低い音が出ます。自分で調整しながら、音色を楽しみましょう。

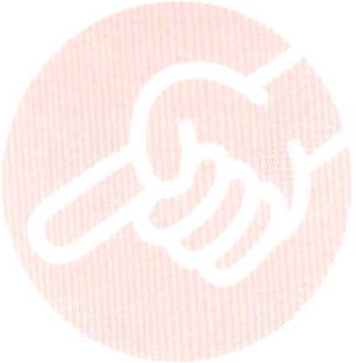

ようじ落とし

小さな穴にようじを入れていきます。単純なようですが、集中力が必要な作業です。ようじの先を穴に引っかけないで入れることを目標にしましょう。

基本の動き　スパイスなどの空き容器の中ぶたの小さな穴に、ようじを入れていく。右手と左手の両方の手を使って行う。

［用意するもの］

・スパイスなどの空き容器（中ぶたのあるもの）
・ようじ

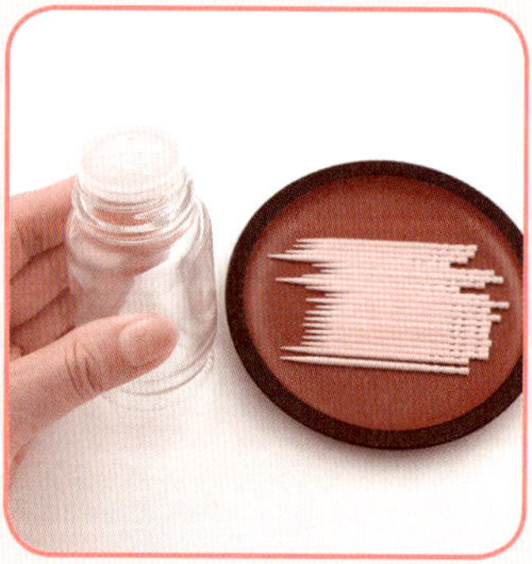

右手で

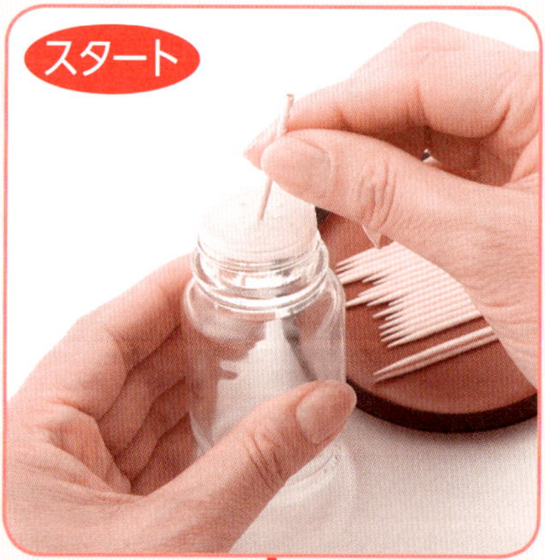

↓

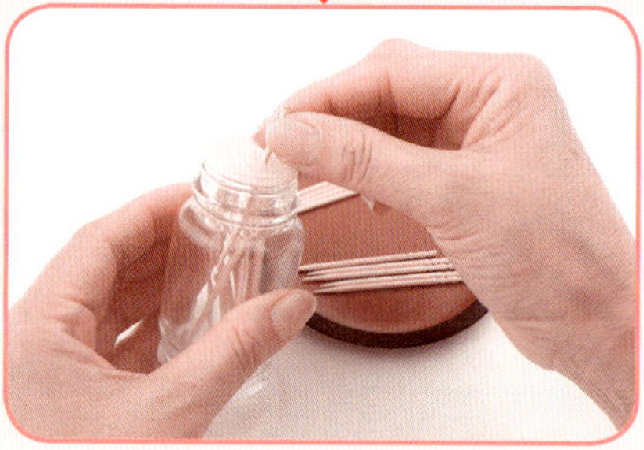

POINT

・右手と左手を両方使うことで、脳への効果が高まります。
・手で容器を押さえずに、片手だけでようじを入れると、難易度がアップします。挑戦してみましょう。

応用

入れる本数を決めて、何秒で全部入れられるか、タイムを計ってみましょう。

左手で

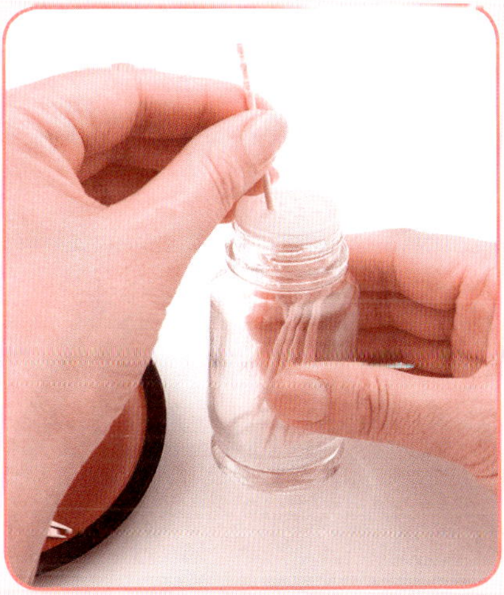

右手、左手交互に

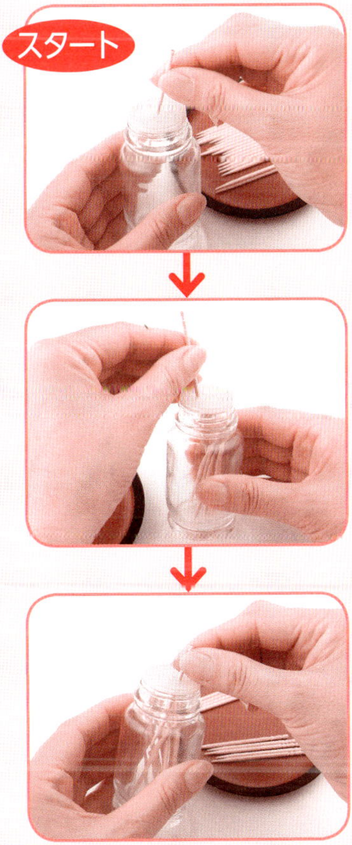

ボールまわし その1

テレビを見ながらでもできる、手軽な手指体操のひとつです。ボールや手を見ずに、手がボールに触れる感覚を意識しながら行うと効果的です。

身近な道具で

[基本の動き] テーブルの上などにボールを置き、その上に手を乗せて、両手を同じ方向に動かしたり、左右対称に動かしたりする。手のひらは、常にテーブルと平行になるようにキープしたまま行う。

[用意するもの]
・ボール（テニスボール大）2個

POINT
・ひとつの動きを最低5回ずつ行いましょう。
・肩の力は抜きましょう。

3回くり返す

スタート
テーブルなどにボールを置き、手を軽く乗せる。

右まわし
ボールで円を描くようにする。右まわしを5回。

いったん元の位置に戻る。

左まわし
ボールで円を描くようにする。左まわしを5回。

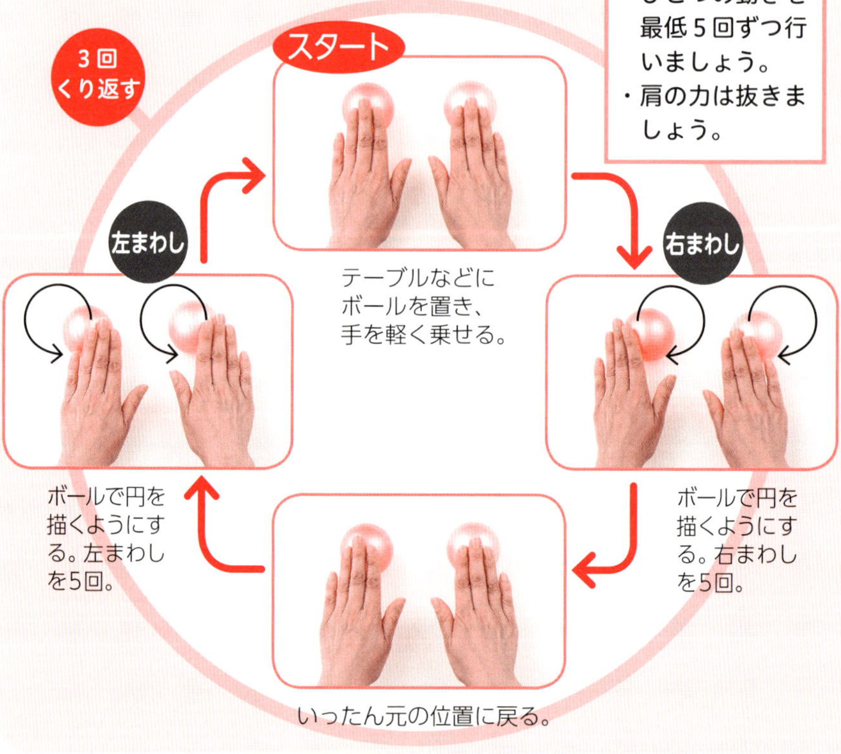

応用

左右で半周ずらして、まわしてみましょう。

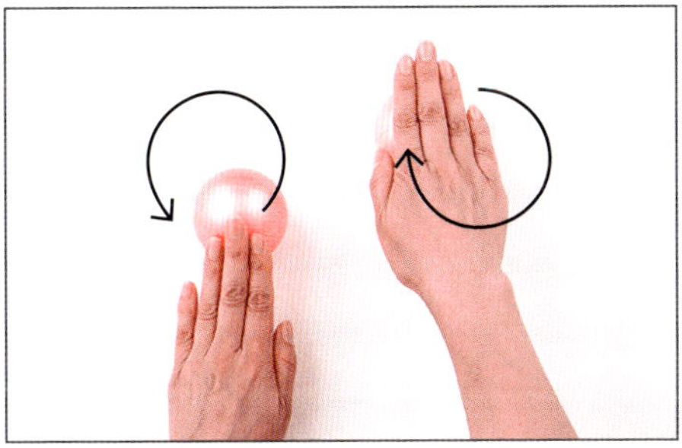

外まわし

左右対称に外側に向けて円を描くように動かす。

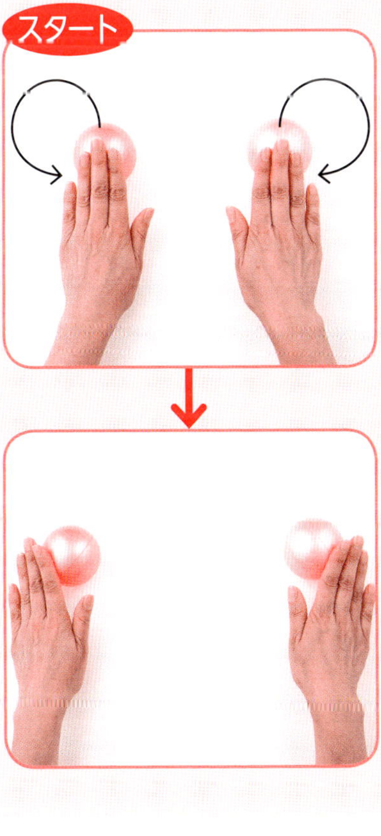

内まわし

左右対称に内側に向けて円を描くように動かす。

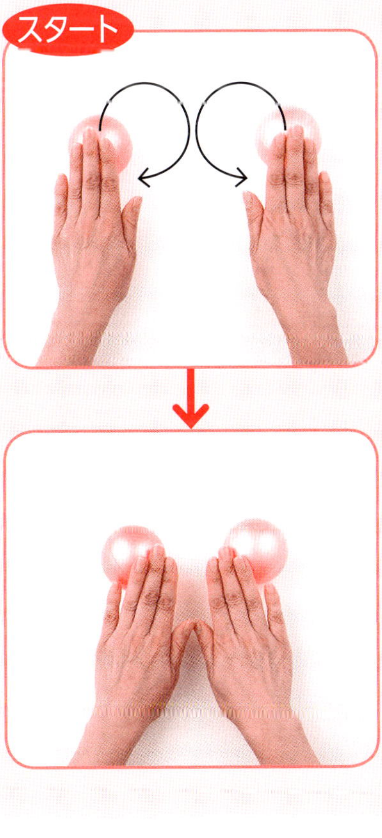

ボールまわし その2

手の間にボールをはさみ、ボールに沿うように手を回転させます。ボールを落とさず、スムーズに手を回転させることを目標にしましょう。

基本の動き

胸の前で、両手でボールをはさみ、手の上下を入れ替える要領でくるりと回転させます。

[用意するもの]

・ボール（テニスボール大）1個

POINT

・ボールから手が離れないように注意しましょう。
・落とさずに5回転させるのを目標にしましょう。

スタート

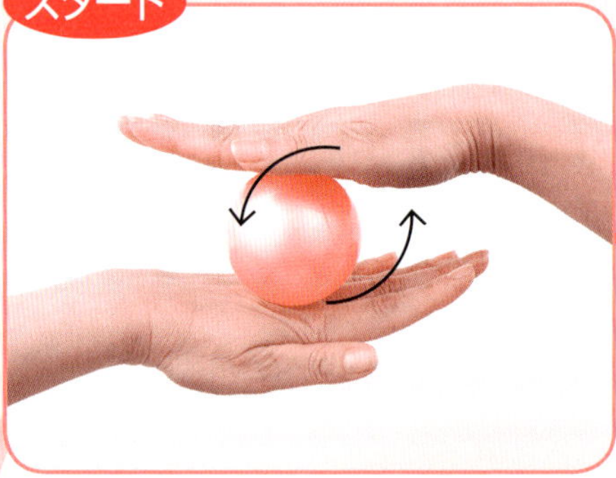

左手の甲の上にボールを乗せ、右手のひらをボールの上にかぶせるように置く。

5回くり返す

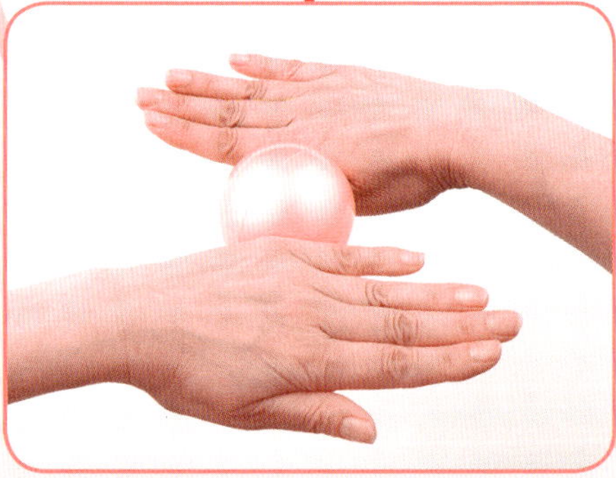

さらに、右手が上になるように回転させる。

応用

反対にも回転させてみましょう。

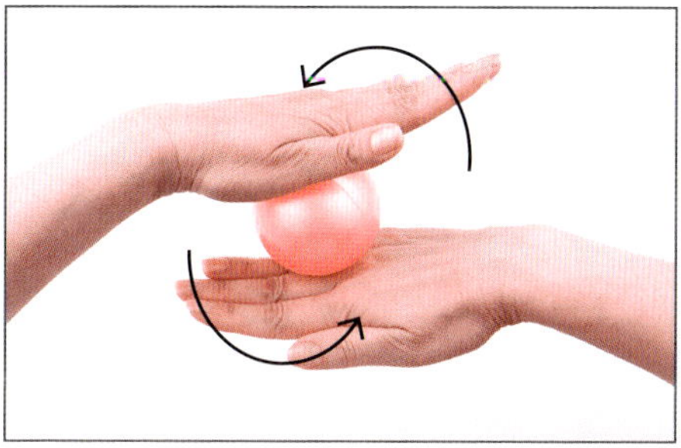

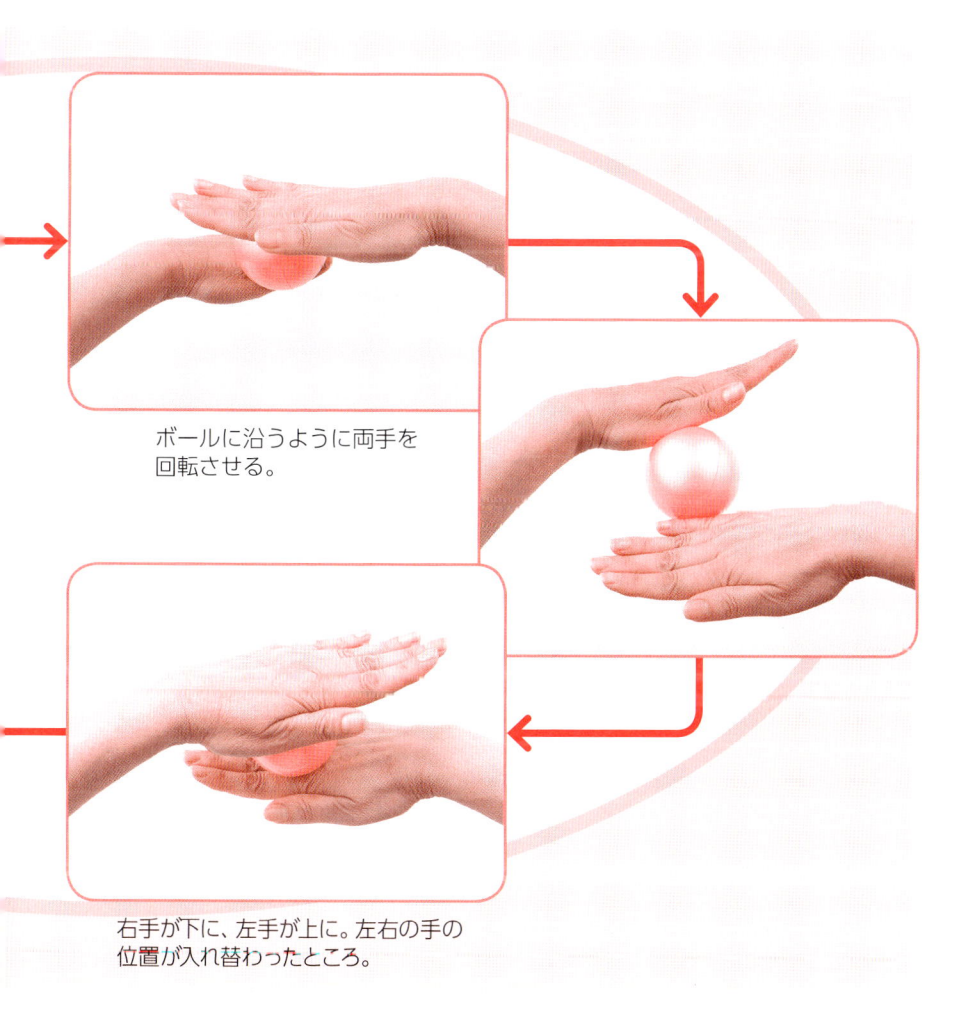

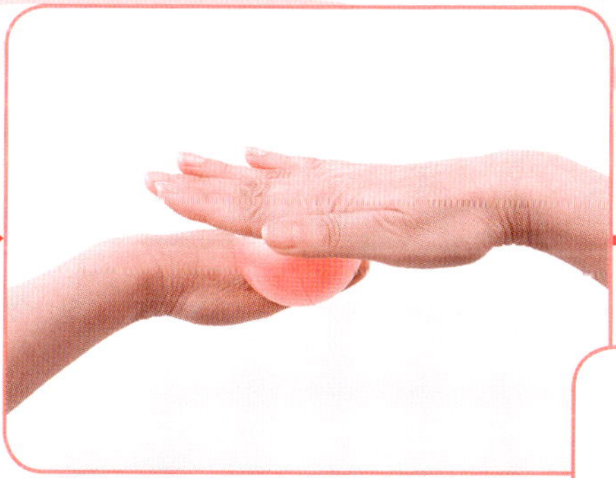

ボールに沿うように両手を回転させる。

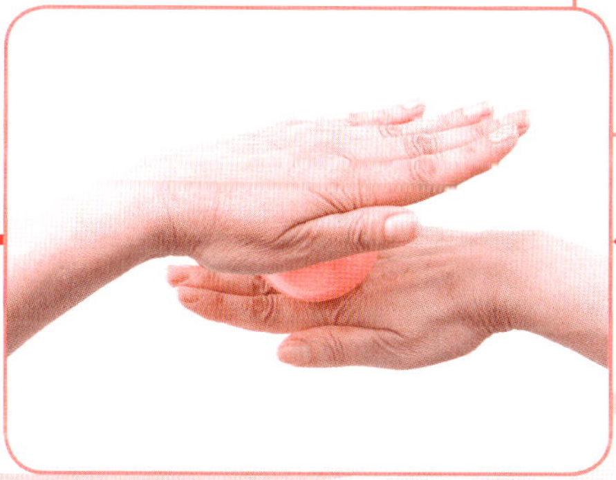

右手が下に、左手が上に。左右の手の位置が入れ替わったところ。

ボケを予防する生活習慣

その1

夕食を見直して、睡眠の質を上げる

最近の研究で、夕食と睡眠の質の関係が注目されています。

夕食に含まれる食物繊維の量が多いと、深い睡眠の時間が長く、質のよい睡眠となり、逆に、飽和脂肪酸（動物性の脂肪など）を多くとりすぎると、睡眠の質が下がるというもの。糖質のとりすぎも、覚醒が多くなり睡眠の質を下げるようです。

別の研究では、十分なたんぱく質を摂取しないと、よい睡眠の質が保てないという報告もあります。

脳の健康のためにも大切な睡眠の質。夕食は、カロリー控えめ、高たんぱく・低糖質で、食物繊維の多い献立がおすすめです。

その2

オメガ３脂肪酸を積極的にとる

～青魚、亜麻仁油、えごま油、そして牧草牛～

脳の健康維持に積極的にとりたいのが、オメガ３脂肪酸です。これは、青魚の油や亜麻仁油、えごま油などに代表されるもので、私たちの体内で合成することができません。現代の日本人の食生活では不足しがちな栄養素です。

このオメガ３脂肪酸の新たな供給源として、ニュージーランドの牧草牛が注目されています。牛肉は育て方によって、穀物牛と牧草牛に分類されますが、日本をはじめ多くの国では穀物牛が主流です。霜降りにするために、高カロリーの穀物飼料をあえてたっぷりと与える方法で飼育されています。

一方、ストレスフリーの環境でのびのびと健康的に育った牧草牛は、オメガ３脂肪酸や鉄分などの栄養素も豊富です。

オメガ３脂肪酸を上手に摂取して、脳の健康を維持しましょう。

第3章

家事をしながら

日常の作業にひと工夫して
生活の中で脳をより活発にする体操

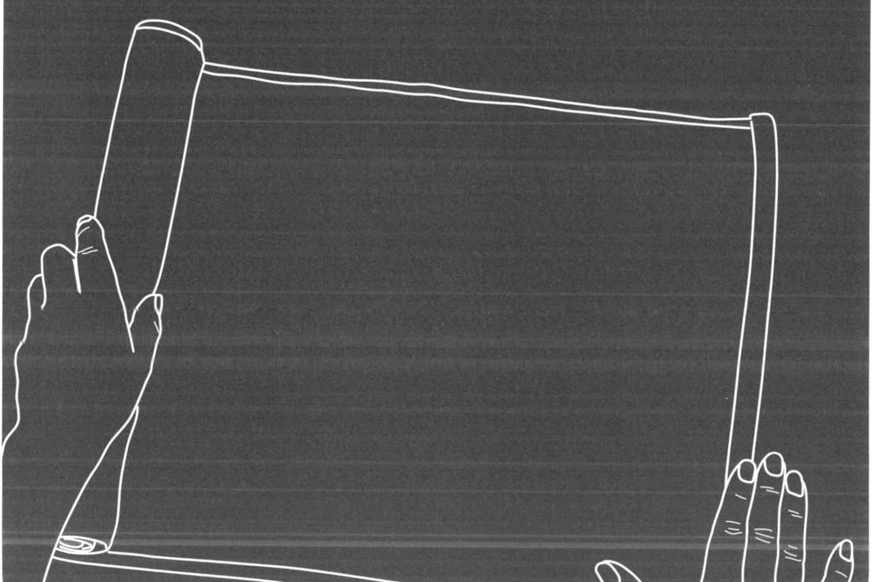

両手を使って米を研ぐ

家事の時間もフルに使って、脳を鍛えましょう。米研ぎも、右手と左手の両方を使って行うと、脳の老化防止に役立ちます。

基本の動き

米を研ぐ作業を、左右の手を使って行う。

[用意するもの]

・米
・ボウル

米を研ぐときに

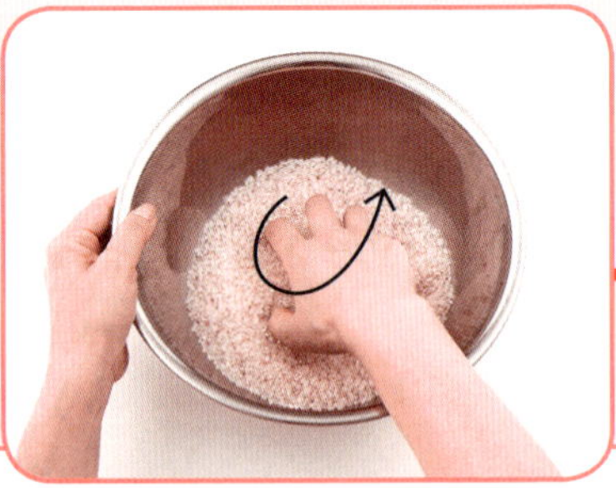

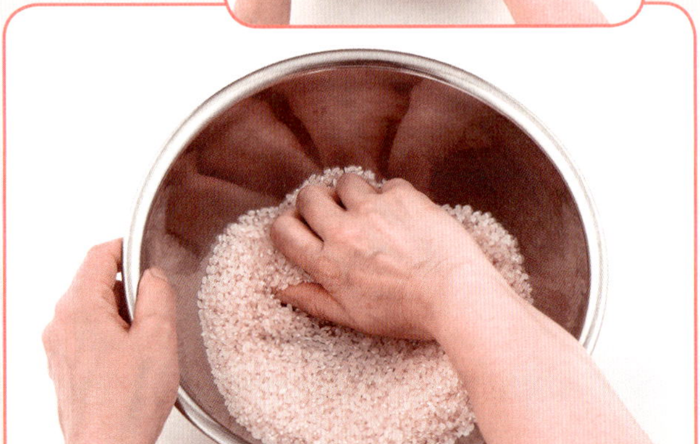

右手を使って、ぎゅっと研ぐ。

POINT

- 利き手ではないほうの手を、より意識して使うと効果的です。
- ゆっくり行っても脳への効果は十分にあるので、あわてず確実に作業しましょう。

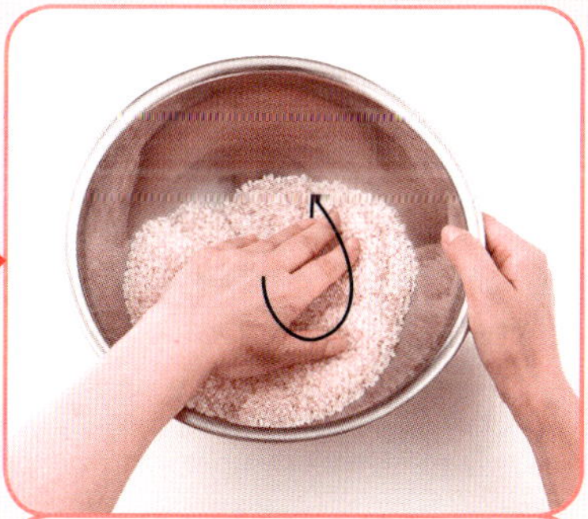

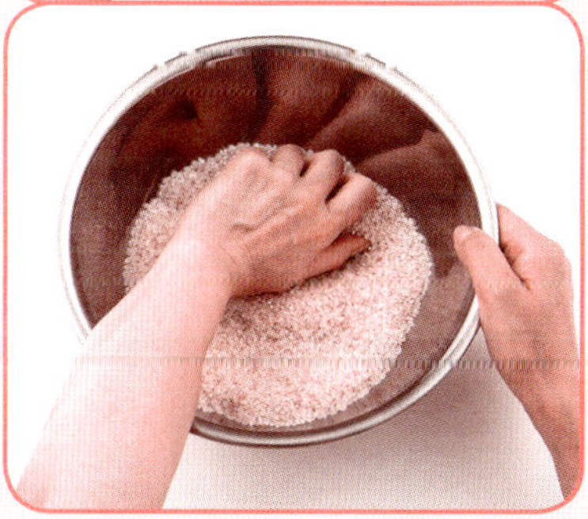

左手を使って、同様にしっかり研ぐ。

研ぎ水を捨てるときも…

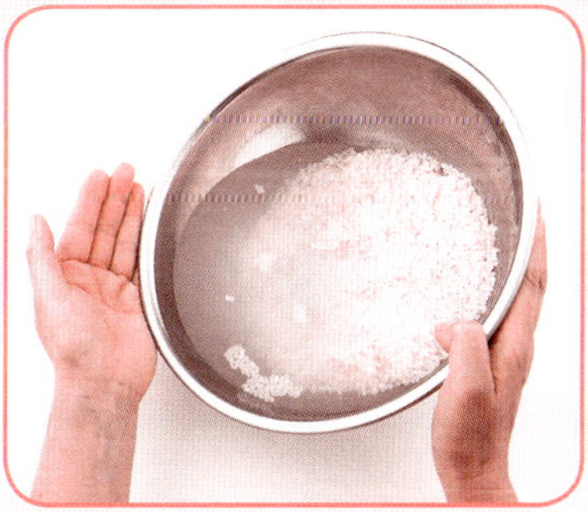

左側から捨てる。

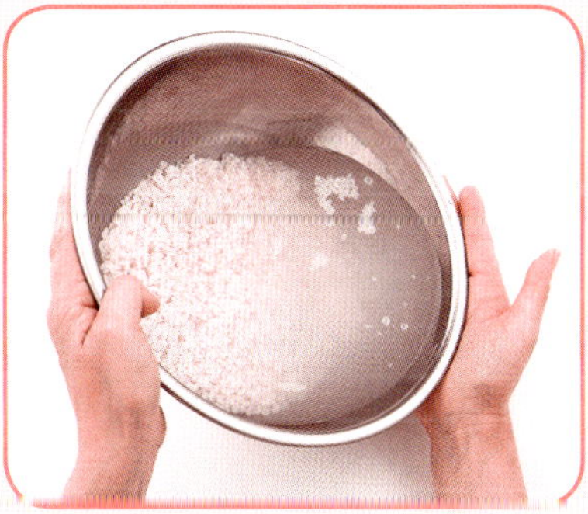

右側から捨てる。

いろいろな形の餃子を作る

餃子作りも、いろいろな包み方にチャレンジすることで脳トレになります。左右の手の役割をかえたりして行ってみましょう。

基本の動き　餃子の皮を左手にのせ、中央に適当な量の具をのせる。皮の重なり合う部分に水をつけて包む。

[用意するもの]

・餃子の皮　・具　・水

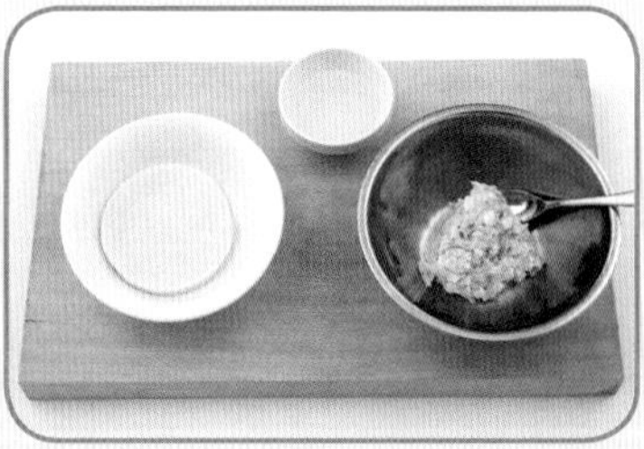

スタート

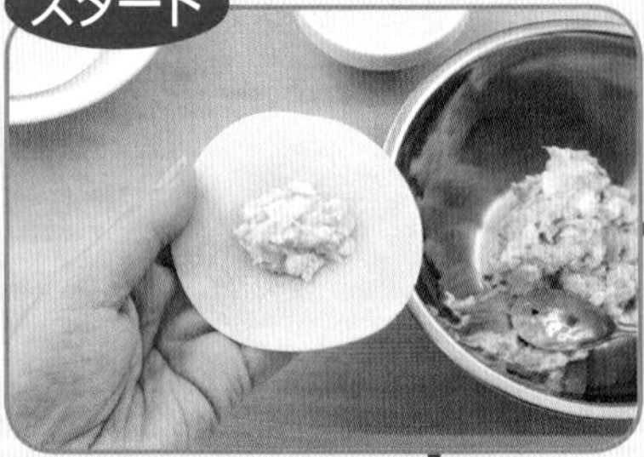

基本の包み方

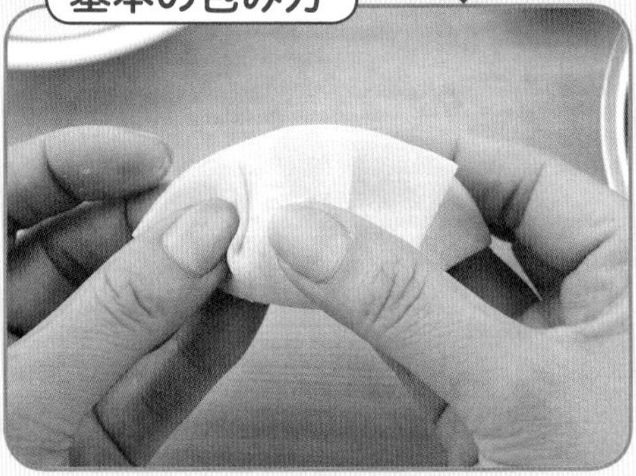

親指と人さし指で皮をつまみ、ひだを寄せながら閉じる。

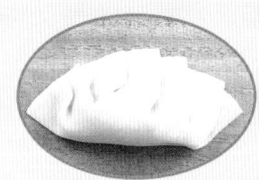

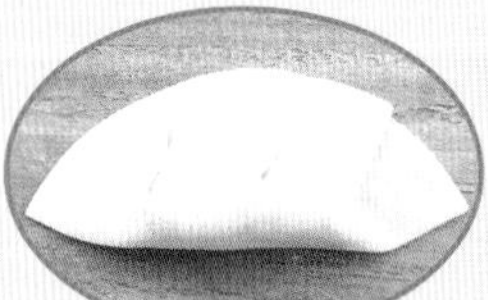

ひだ3つ。

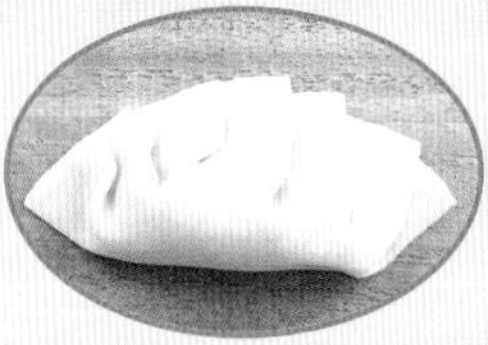

こまかくひだを寄せてみる（ひだ6つ）。

POINT

・皮は冷えたままだと包みづらいので、常温に戻してから作業してください。
・さまざま包み方があるので、いろいろなアレンジを考えてみましょう。

巾着包み

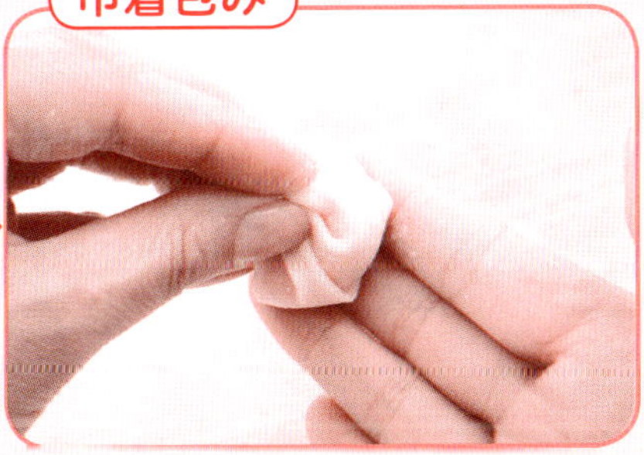

皮の端をつまんで少しひねるように閉じる。

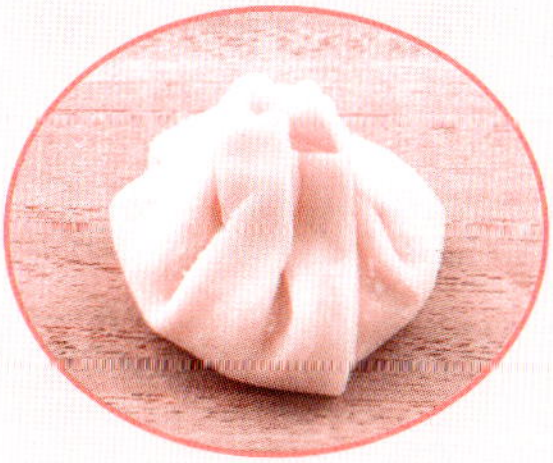

元宝餃子包み

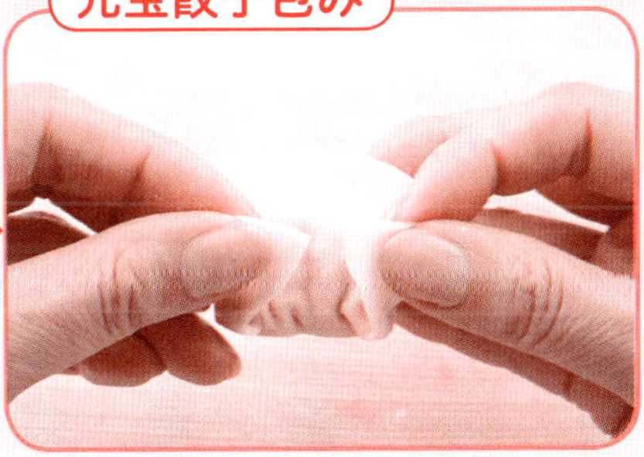

皮をひだを寄せずに二つ折りにして閉じる。閉じた半円の角と角に水をつけ、重ね合わせるようにくっつける。

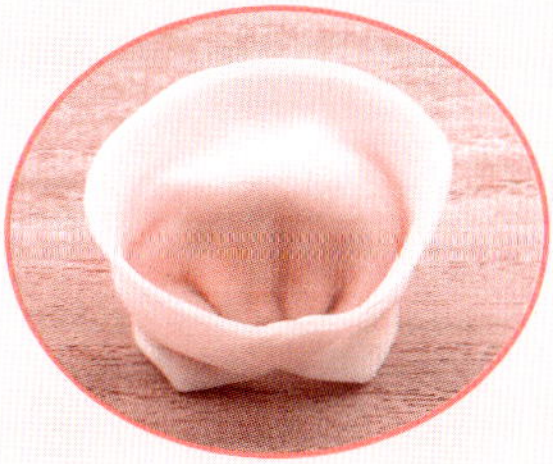

チーズのキャンディー包み

お手軽

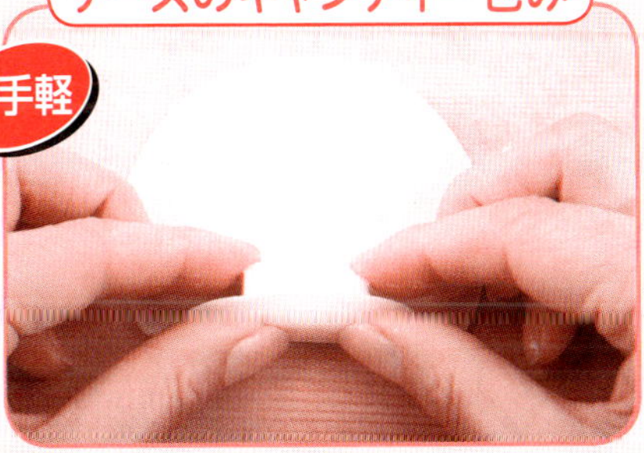

皮の端にチーズをのせて、くるくると巻き、左右を軽くしぼる。

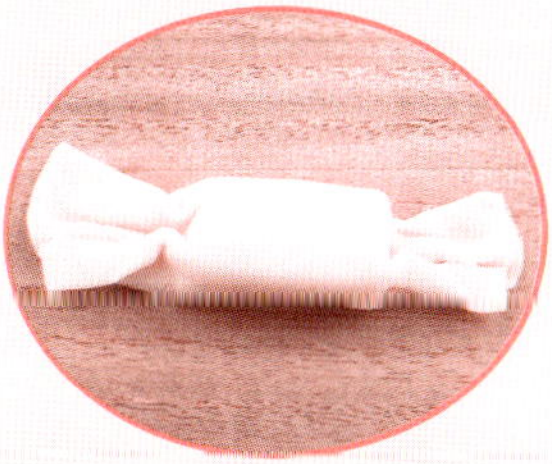

きゅうりの飾り切り

いつもと違う切り方をすると、手先に意識がより集中し、脳への血流量が増えます。包丁の微妙なコントロールがポイントです。

基本の動き　きゅうりを4～5cm の長さに切り、包丁で飾り切りをほどこす。

［用意するもの］

- きゅうり
- 包丁
- まな板

違い切り　竹やチューリップの葉にも見える飾り切り。

①

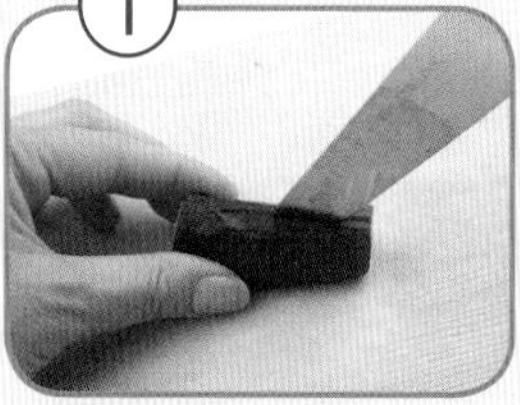

両端を約１cm残して、下まで切り込みを入れる。

②

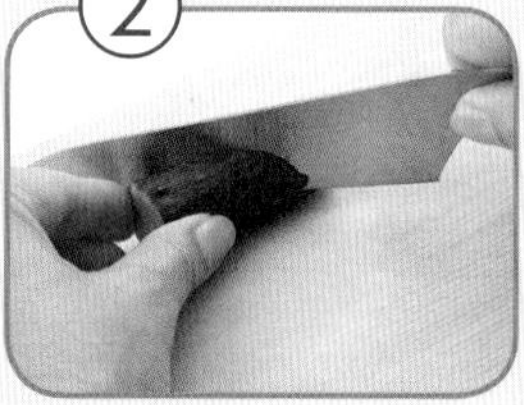

切れ目を入れたところを真横にして（90度回転させる）、切れ目のところまで斜めに包丁を入れる。

③

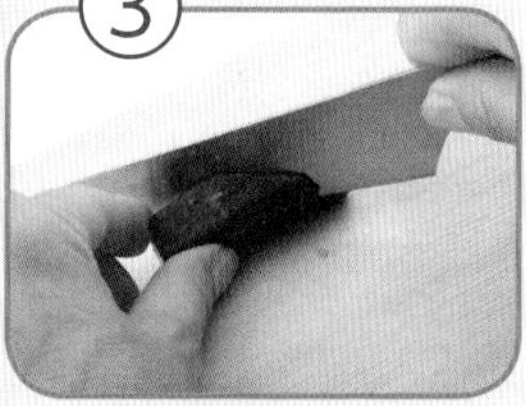

②を裏返して、反対側も切れ目のところまで斜めに包丁を入れる。

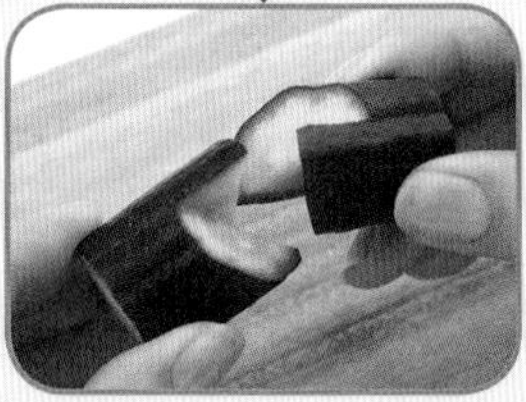

できあがり

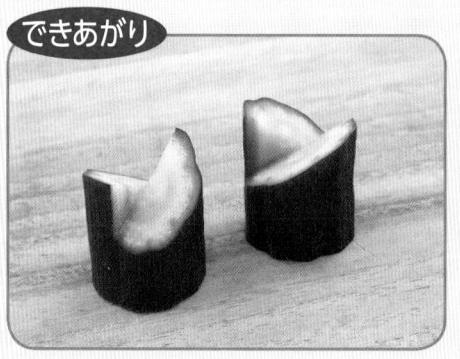

POINT

- 飾り切りは、小型の包丁のほうが扱いやすくておすすめ。よく切れる包丁を使い、刃物の扱いには十分注意しましょう。
- いずれの切り方も、切り込みを入れるときに残す部分を確認し、全部切り落とさないように注意します。
- ほかの食材でも試してみましょう。

応用

そのほかの飾り切りを、自分であれこれ考えてみましょう。

花形切り

花のような仕上がりの飾り切り。

①

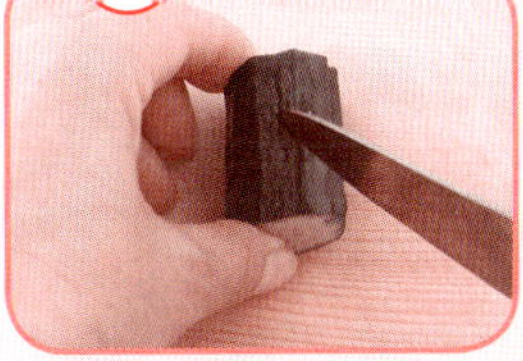

包丁の刃先を斜めに入れ、きゅうりの中心まで切り込みを入れる。

②

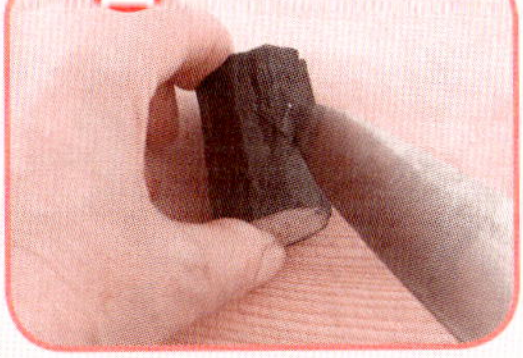

ぎざぎざを描くように、刃先を①と逆斜めに入れ、きゅうりの中心まで切り込みを入れる。

③

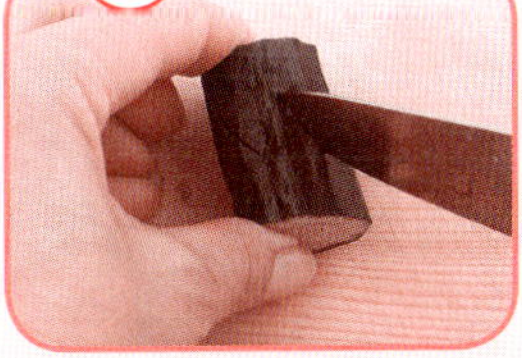

①と②をくり返して、ぐるりと１周する。

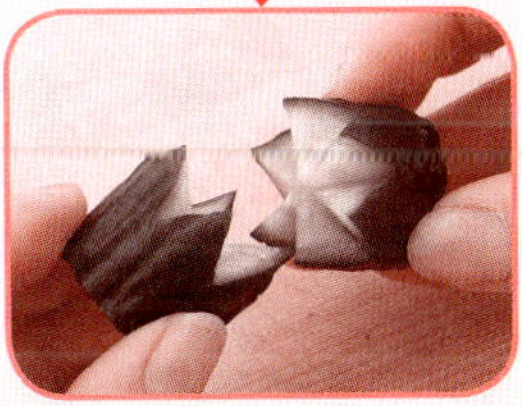

できあがり

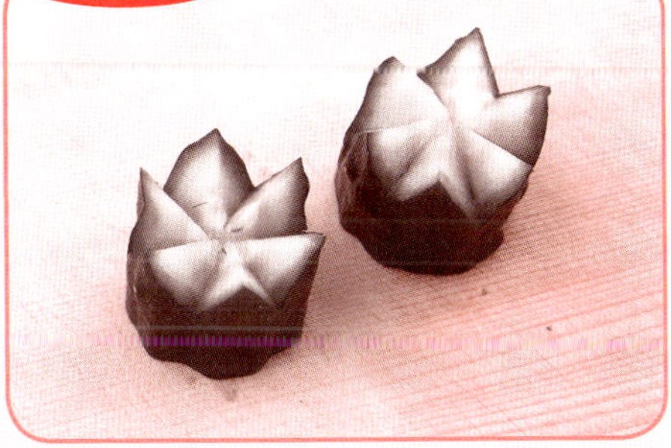

ゆで卵を花形に切る

糸とようじを使って、ゆで卵を花形に切ります。きれいな断面を作るには、高い集中力が必要です。

基本の動き　糸を親指と人さし指でつまんでぎざぎざに動かし、ゆで卵を花形に切る。

[用意するもの]

- ゆで卵　1個
- ようじ　1本
- 糸　30cm程度

①

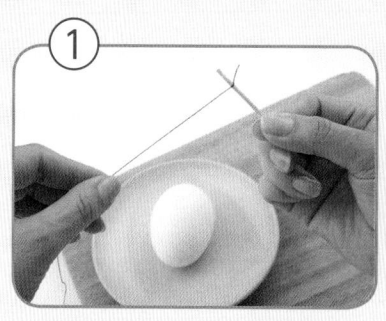

ようじの溝に、長さ30cmぐらいの糸をくくりつける。

②

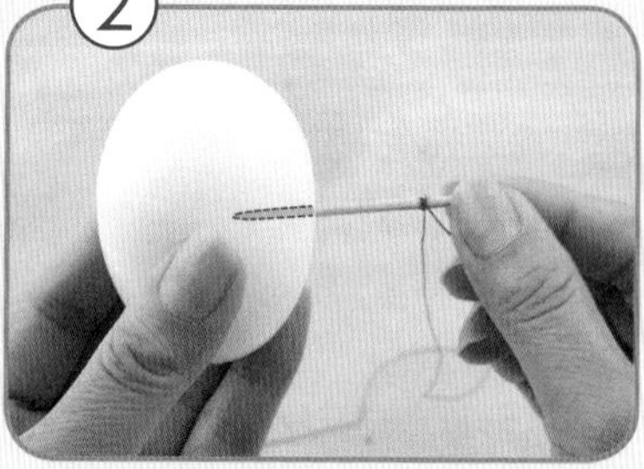

ゆで卵の真ん中に、①のようじを刺す。

③

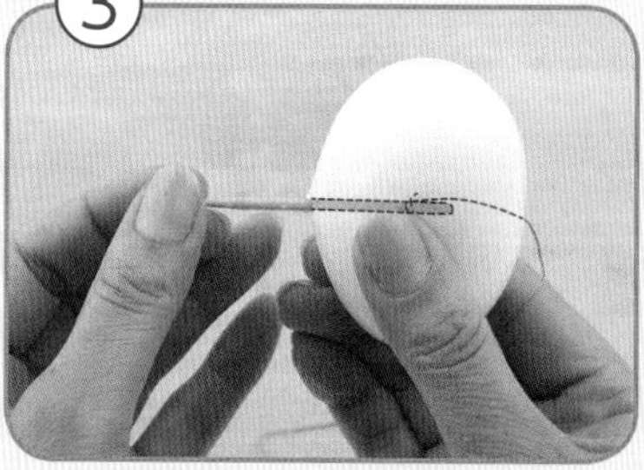

糸の結び目が、卵のほぼ中央にくるまで、ようじを通す。

④

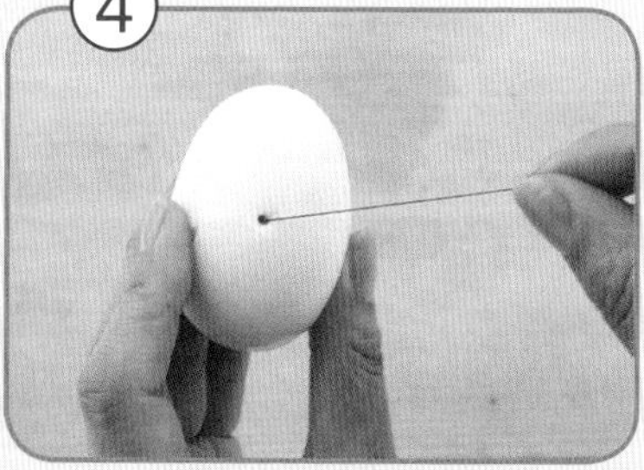

③の状態で、今度は手で糸を持って、ピンと張る。

POINT

- 卵は固くゆでたほうが、扱いやすいです。
- ジグザクを大きくしたり、細かくしたりして、仕上がりにバリエーションをつけてみましょう。

応用

利き手でないほうの手でもやってみましょう。

⑤

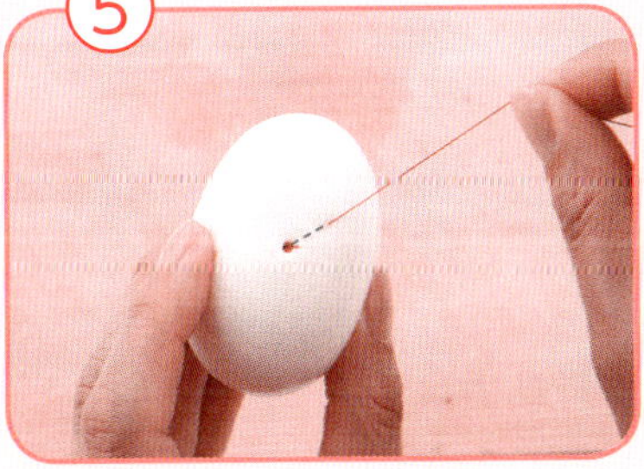

糸を右斜め上に動かして卵を切る。

⑥

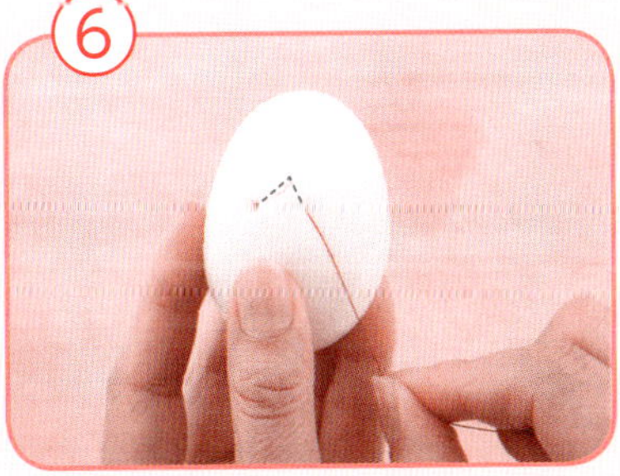

次に糸を右斜め下に動かして、卵を切る。

⑦

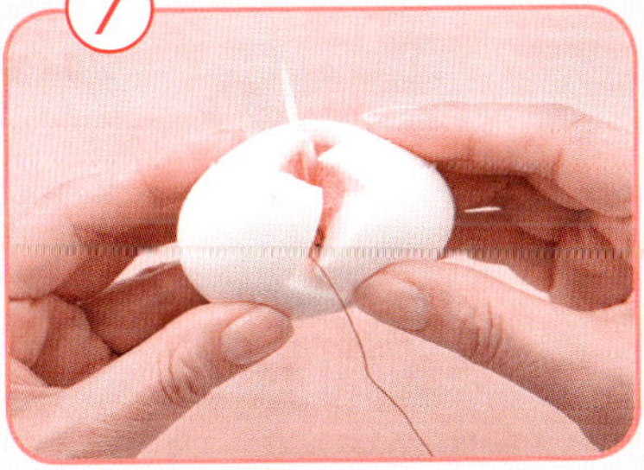

⑤と⑥をくり返して、ぐるりと１周する。

できあがり

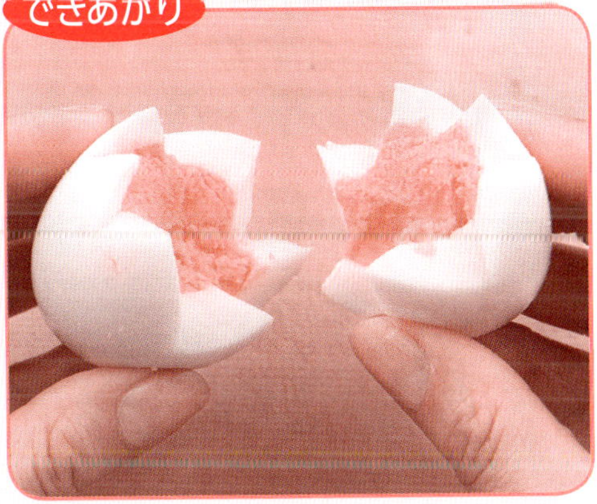

洗濯物を干す

毎日の洗濯物を干す家事も、脳トレタイムにしてみましょう。意識して手指を使うことが、脳に刺激を与えます。

基本の動き

洗濯ばさみで洗濯物を留めるときに、親指と人さし指、親指と中指、親指と薬指、親指と小指の順に指を使う。

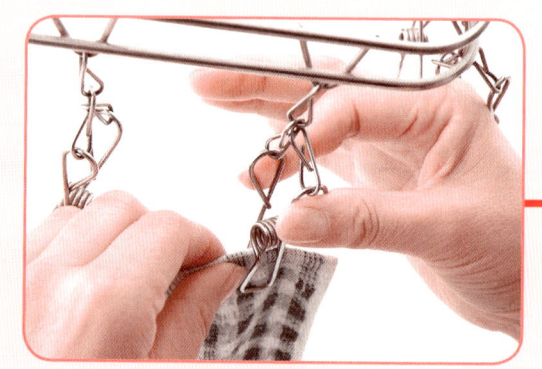

親指と人さし指でつまむ。

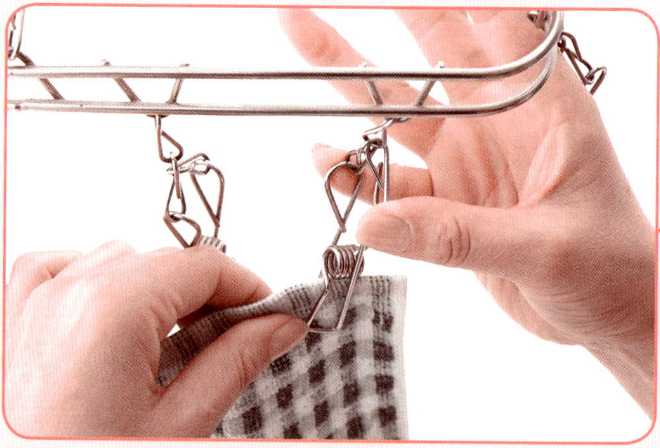

親指と小指でつまむ。

応用

利き手でないほうの手でも、すべての指を使ってみましょう。

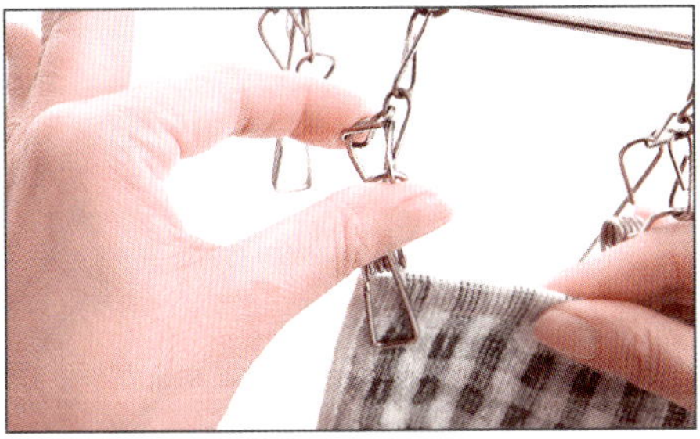

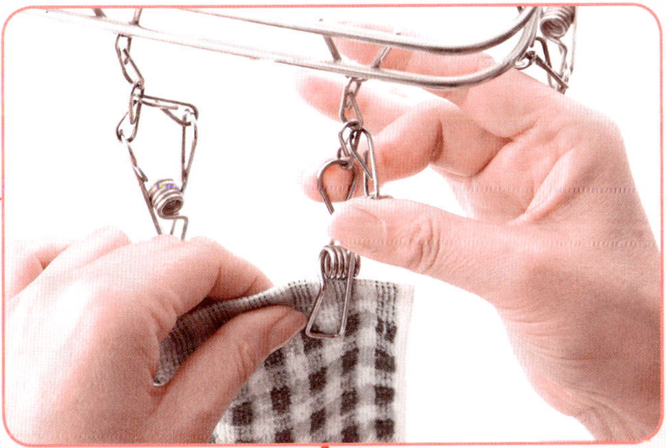

親指と中指でつまむ。

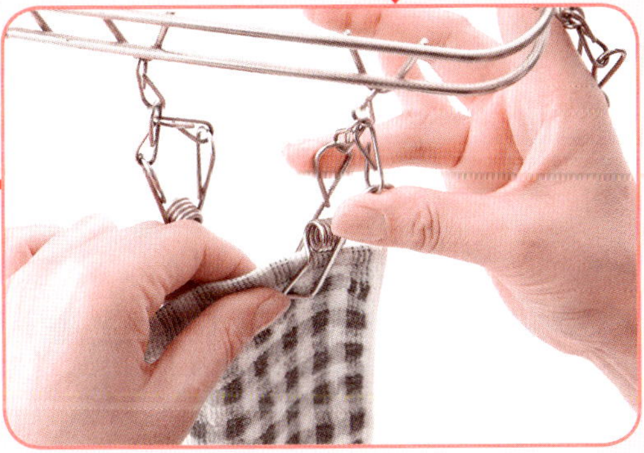

親指と薬指でつまむ。

POINT

薬指や小指を使う際は、特に指先に意識を集中して行いましょう。

タオルをたたむ

片手だけで、タオルを端からくるくると丸めてたたみます。簡単なようですが、手指の力やコントロールが必要な作業です。

基本の動き

タオルを、片手だけで丸めていく。

[用意するもの]

・タオル　1枚

右手だけを使って端までたたむ。

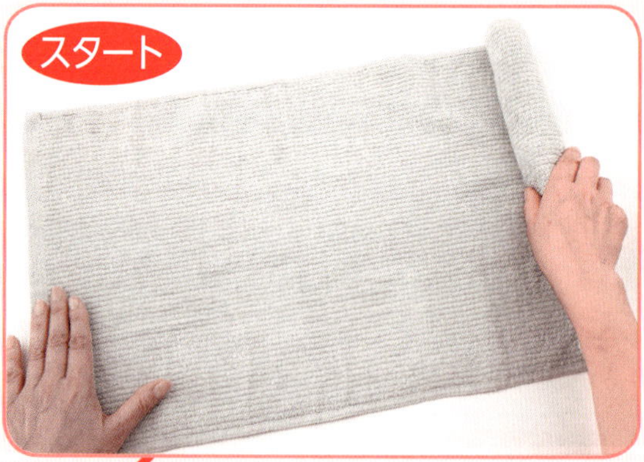

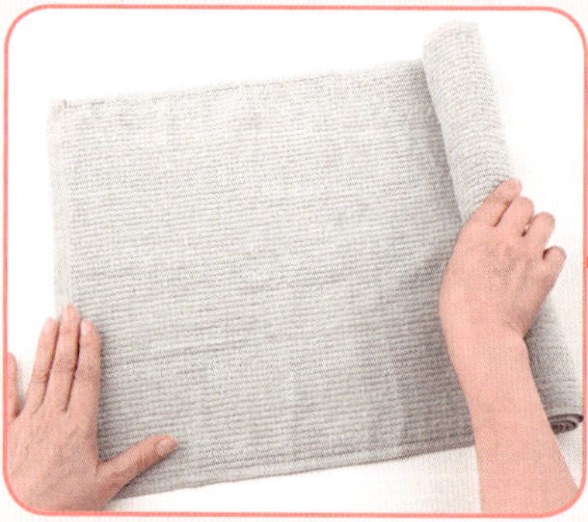

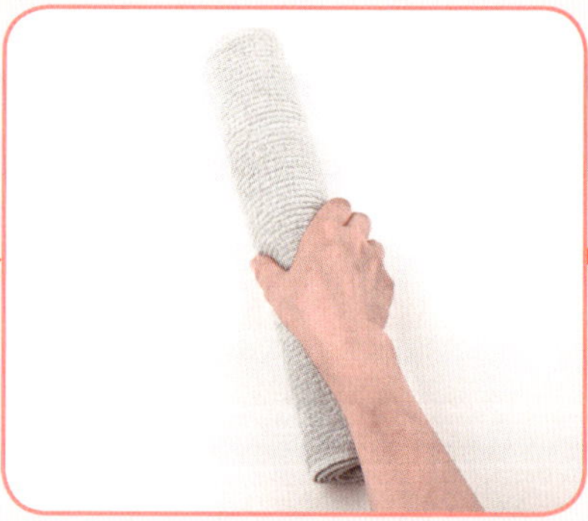

端まで丸めたら、右手だけで元に戻す（広げる）。

応用

タオルをたたんで片づける際は、いつものたたみ方を、利き手でないほうの手で行ってみましょう。

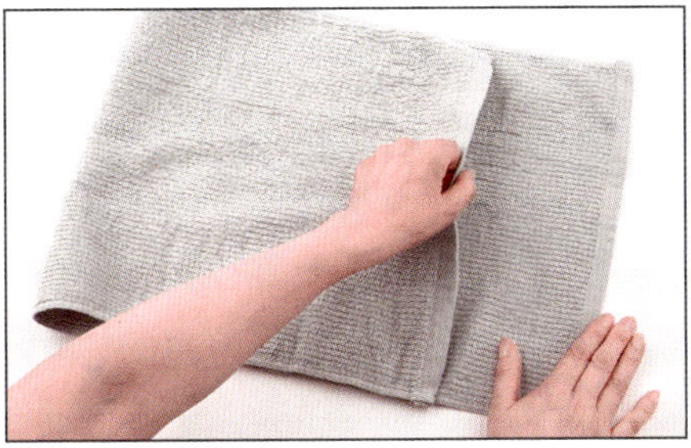

今度は左手だけを使って、端までたたむ。

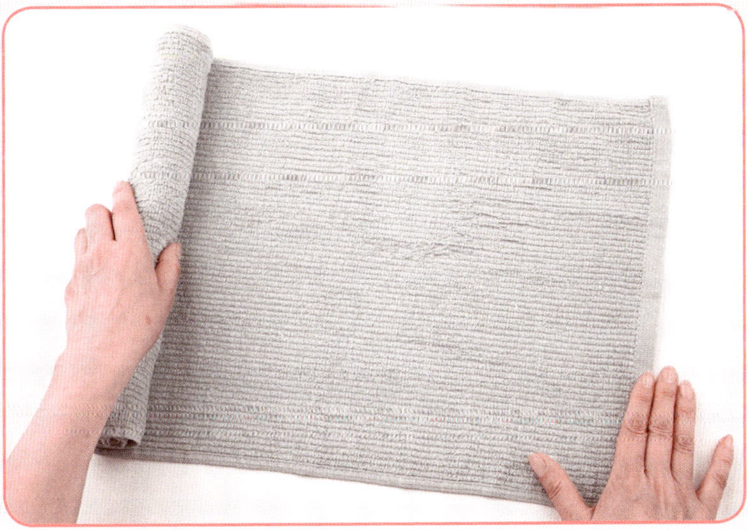

POINT

- うまくできないときは、巻き始めだけ両手を使って少し丸めておきます。
- きれいに巻くことを意識しましょう。
- 利き手でないほうの手は、特に回数を増やして行いましょう。

Tシャツを一瞬でたたむ

手指の体操をしながら、家事を楽にしてくれる画期的な方法です。きれいにたためたときの達成感も、脳へのよい刺激になります。

家事をしながら

基本の動き

図のAとBの箇所をつまみ、Bはそのままで、AをCに合わせるようにつまむ。そのままTシャツを持ち上げて、半分に折る。

① テーブルなど平らなところにTシャツを広げ、図のAを左手で、Bを右手でつまむ。

ABCがまっすぐ並ぶ位置をイメージする。

Bは着丈の1/2の位置。

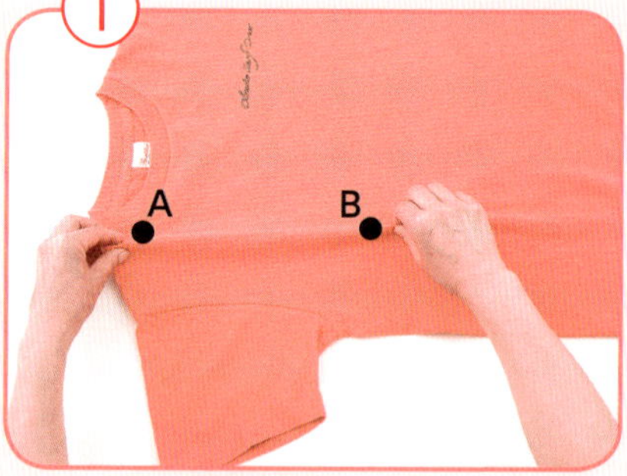

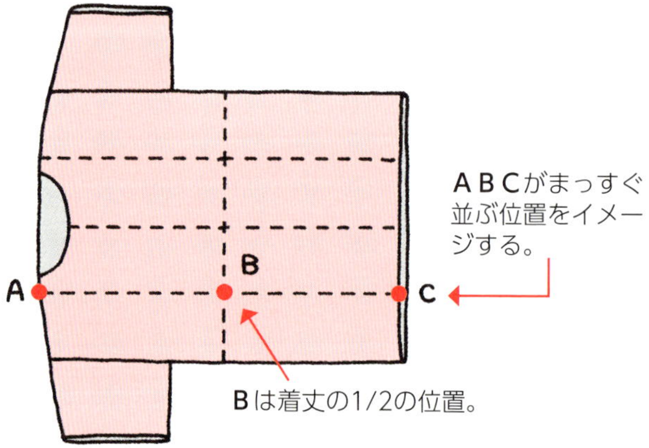

POINT

・つまんだ箇所をしっかり持つことが、きれいに仕上げるコツです。
・「いち、に、さん、し」と声に出しながら、リズミカルにたたんでみましょう。スピードアップを目標にしてみてください。

②

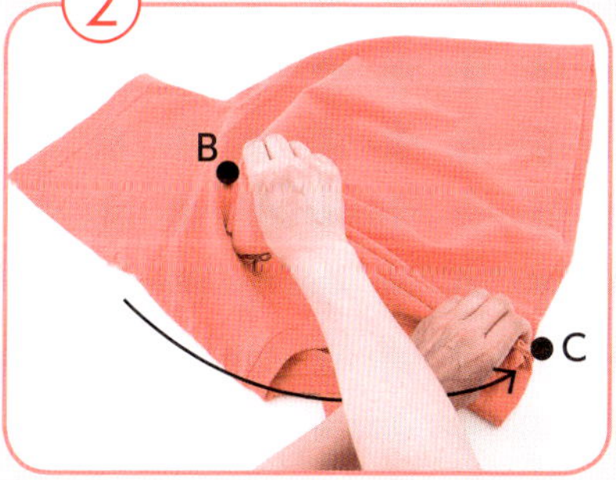

右手でつまんだ**B**はそのままに、**A**をつまんだ左手を右手の下をくぐらせて、**A**を持ったまま**C**をつまむ。

③

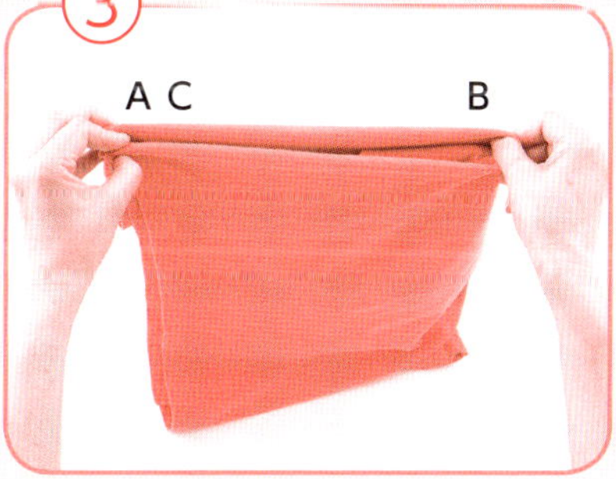

右手で**B**を、左手で**A**と**C**をつまんだまま持ち上げる。

④

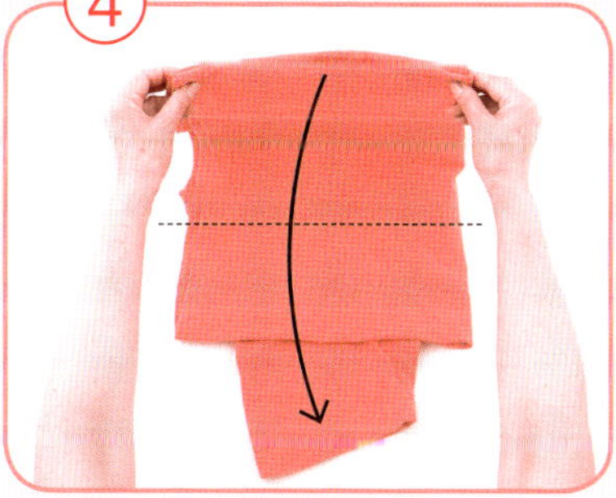

反対側の袖を覆うように重ねる。

できあがり

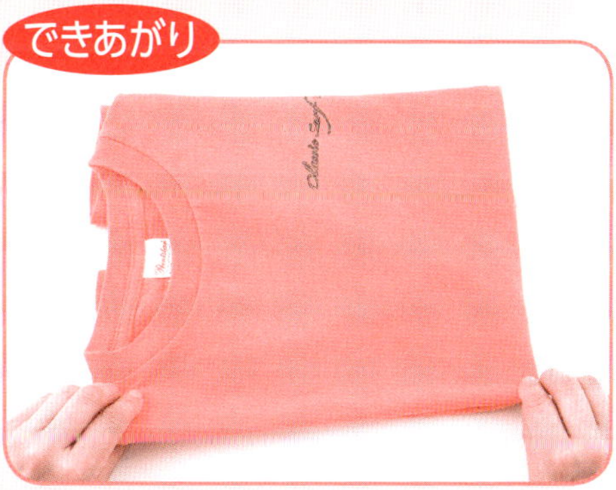

両手で拭き掃除

両手に雑巾を持ち、拭き掃除をしましょう。両手を同時に使えば、脳がたっぷり刺激されます。

基本の動き　両手に台拭きや雑巾を持ち、左右の手を同時に使って拭き掃除を行う。

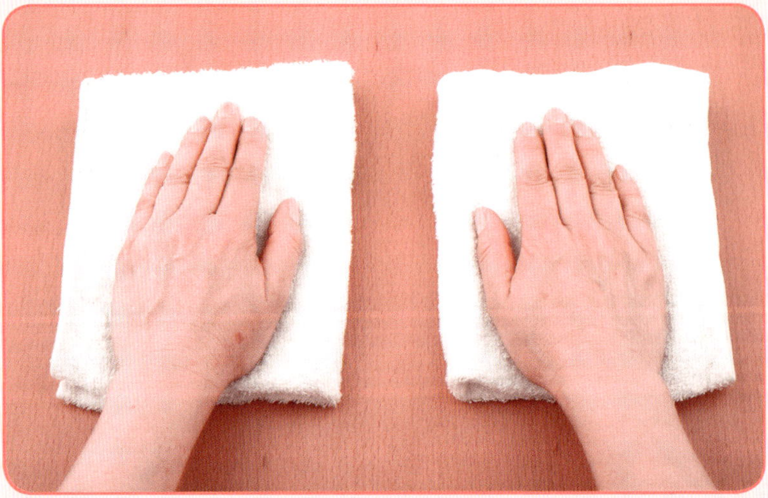

両手に雑巾を持つ。

POINT

- 適当に手を動かすのではなく、ひとつひとつの動きを意識的に行うと、より効果的です。
- 動かしにくいと感じる方向への動きを、特に重点的に行いましょう。

時計まわりに

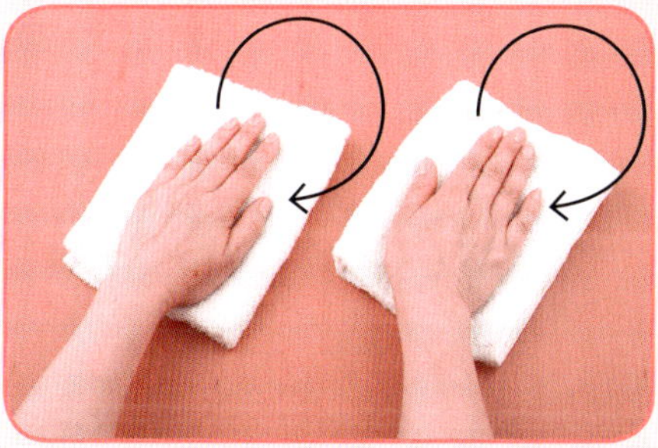

両手とも時計まわりに動かして拭く。
反時計まわりにも動かして拭く。

応用

42〜47ページの「線なぞり」の動きを、拭き掃除で再現してみましょう。

外まわりに

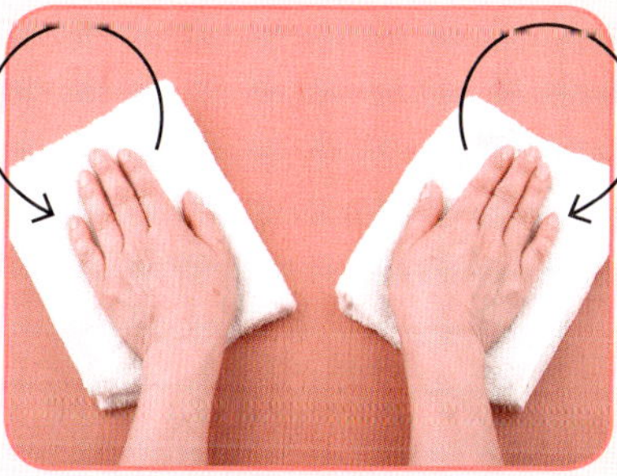

内まわりに

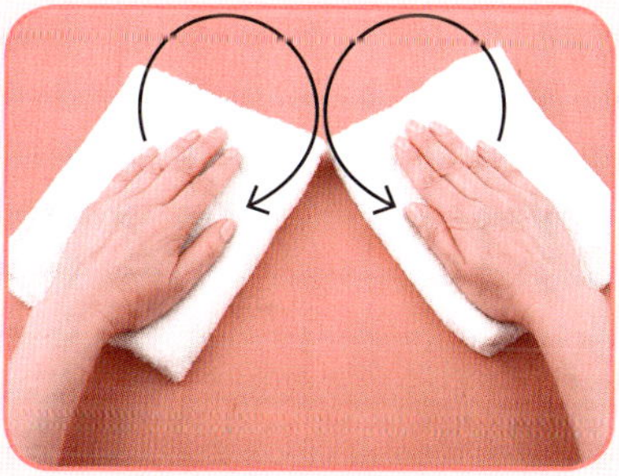

左右ずらして

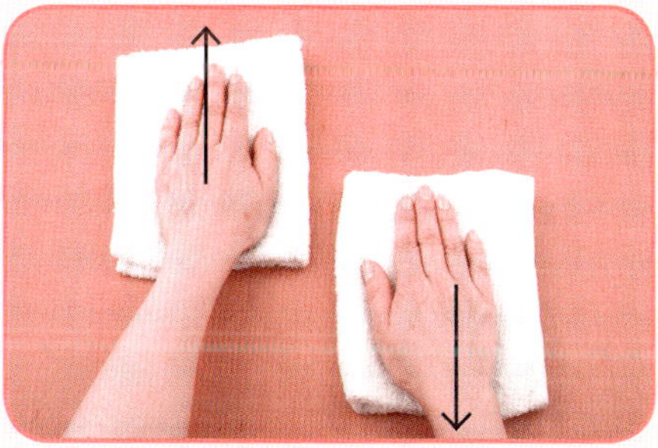

上下、左右、斜めなど、左右で異なる方向に動かす。

ボケを予防する生活習慣

その3

ポジティブ思考が認知症を予防

人生を意欲的にいきいきと過ごすほうが、長生きに効果的であるというのは、何となく想像がつくでしょう。実際に、自分は幸せと感じる人は不幸せと感じる人に比べて、平均9.4年長生きする、と分析している研究者もいます。

ほかにも、皮肉屋の傾向がある高齢者は、そうでない高齢者に比べて約３倍も認知症を発症しやすいという研究報告があります。また、心配性で内向的な女性は、そうでない女性に比べて、アルツハイマー病を発症するリスクが約２倍も高い、という結果も出ています。

認知症にストレスは大敵。認知症を予防するためにも、前向きに物事をとらえ、人生を明るくハッピーに生きることを心がけたいものですね。

その4

定期的な運動で脳の老化を阻止

定期的な運動も脳への刺激となり、ボケ予防に効果的です。運動といっても特別なことをする必要はありません。おすすめなのは、少し負荷をかけたウォーキング。特に、「インターバル速歩」や「ノルディックウォーキング」は、脳の老化防止に効果的な方法だといえるでしょう。

「インターバル速歩」は、通常の速さのウォーキングと、速歩きを２～３分ずつ交互にくり返す歩き方です。

「ノルディックウォーキング」は、２本のポールを使って歩行を補助しながら大股に歩くトレーニングです。専用のポールと、正しい方法を学ぶ必要がありますが、無理なく負荷がかけられ、自然に運動量を高められるというメリットがあります。

ウォーキングは、衰えやすい下半身を鍛える効果もあり、脳と体の老化防止にぴったりです。１日30分、週３回程度を目標に行いましょう。

第4章

手作り昔遊び

誰もが遊んだ懐かしい遊びで
さらに脳を刺激して活性化する体操

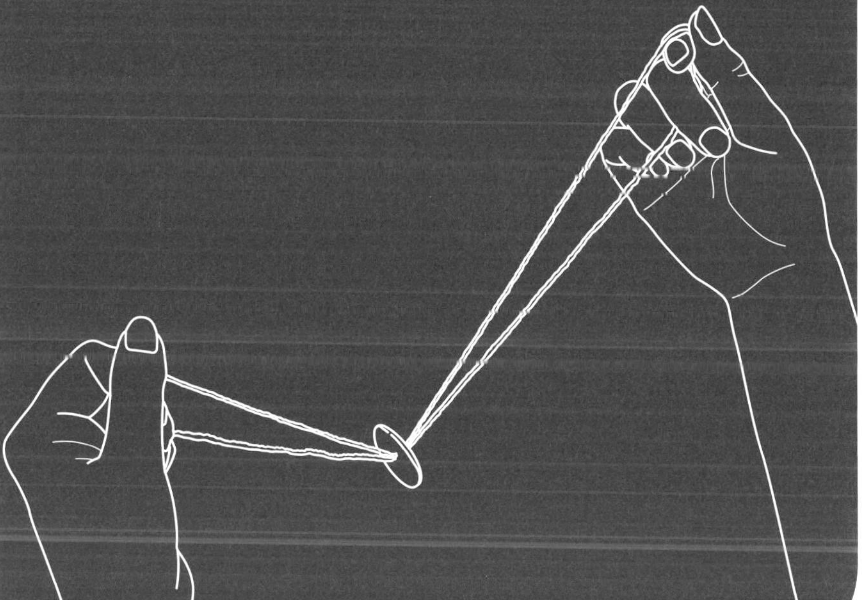

指編み

編み針を使わずにできる編み物です。手指をたっぷり使いながら作品を完成させる、楽しい作業です。

基本の動き　指にかかっている毛糸を引っぱって、渡した編み糸の上から指にかけていく。

[用意するもの]

・毛糸

編み始め

1

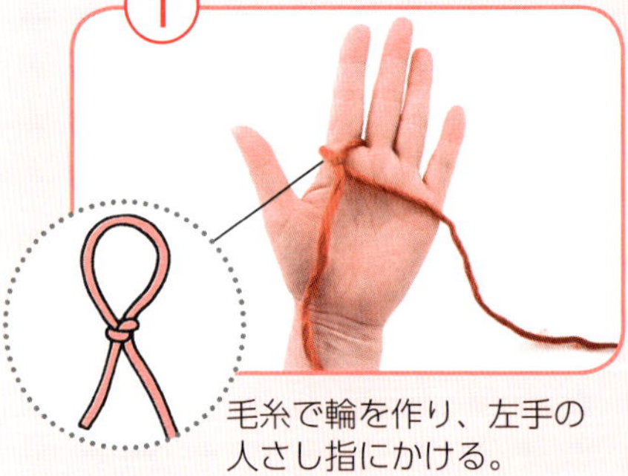

毛糸で輪を作り、左手の人さし指にかける。

2

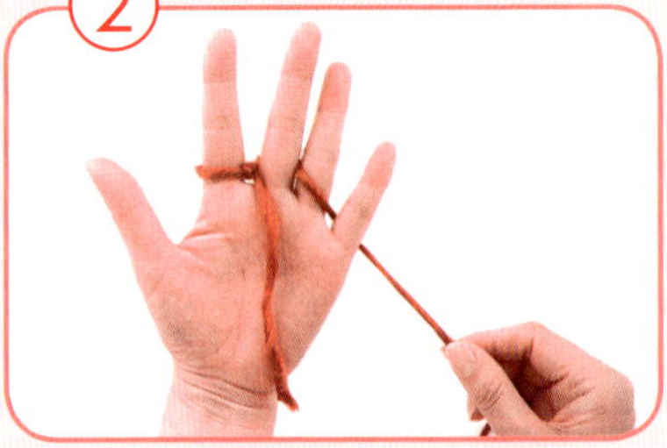

毛糸を、中指の向こう側、薬指の手前側、小指の向こう側の順に渡す。

3

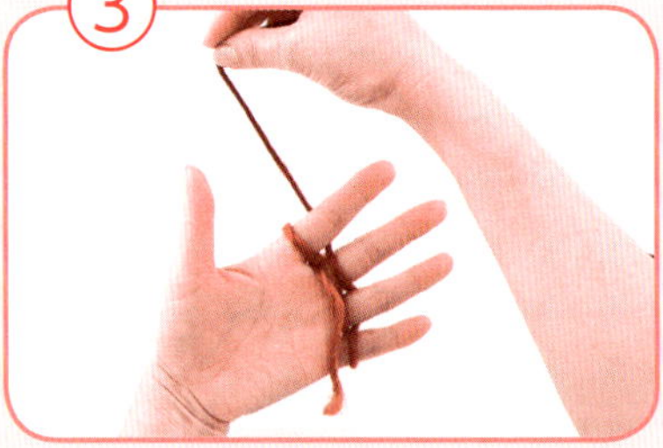

小指の手前側に毛糸をまわして巻き、続けて薬指の向こう側、中指の手前側、人さし指の向こう側に渡す。

4

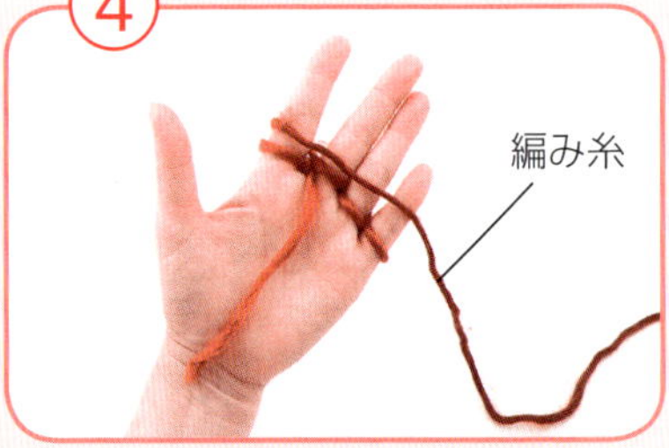

毛糸を人さし指の手前側にまわして、写真のように、編み糸を渡す。

1段め

⑤

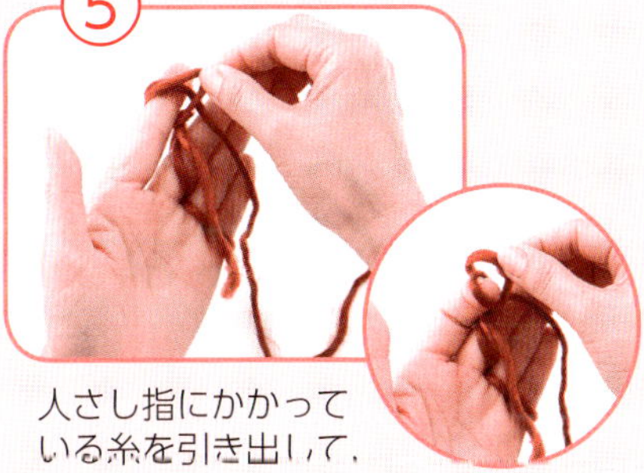

人さし指にかかっている糸を引き出して、編み糸の上から、人さし指にかける。

⑥

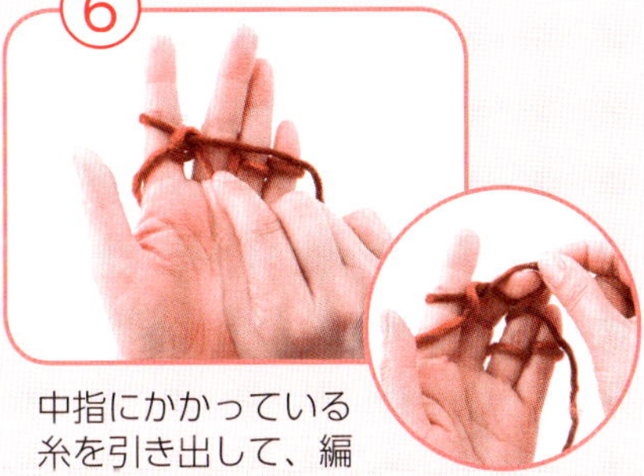

中指にかかっている糸を引き出して、編み糸の上から、中指にかける。

⑦

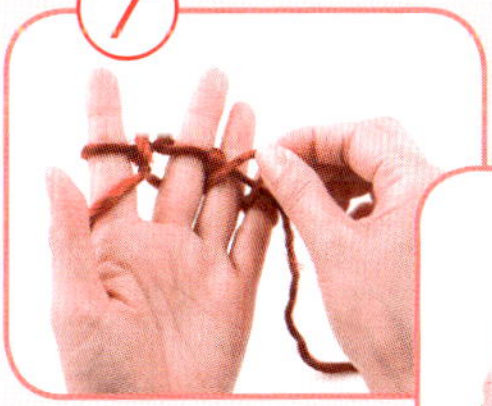

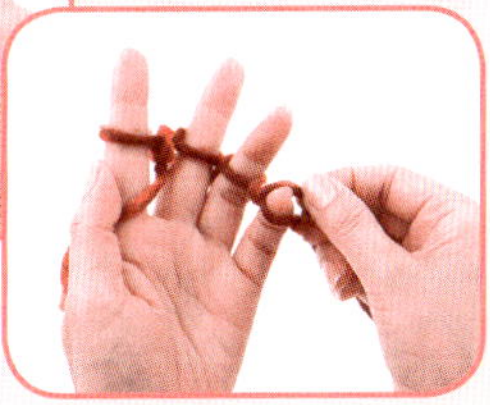

薬指と小指も同様にする。

⑧

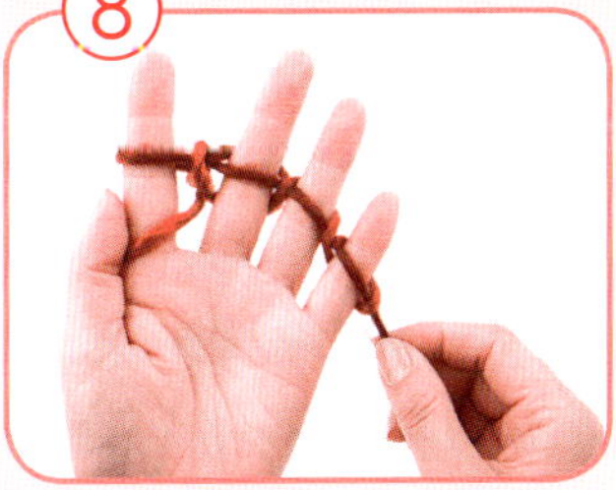

1段めが編めたところ。

2段め

⑨

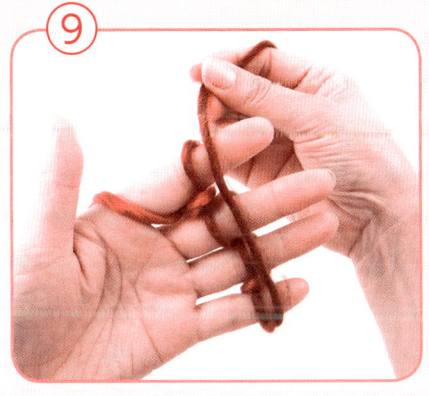

小指にかかっている編み糸を、写真のように人さし指までもっていき、今度は小指から人さし指まで順番に編んでいく。

3段め以降

好みの長さになるまで、⑤〜⑨をくり返す。

次のページに続く →

編み終わり

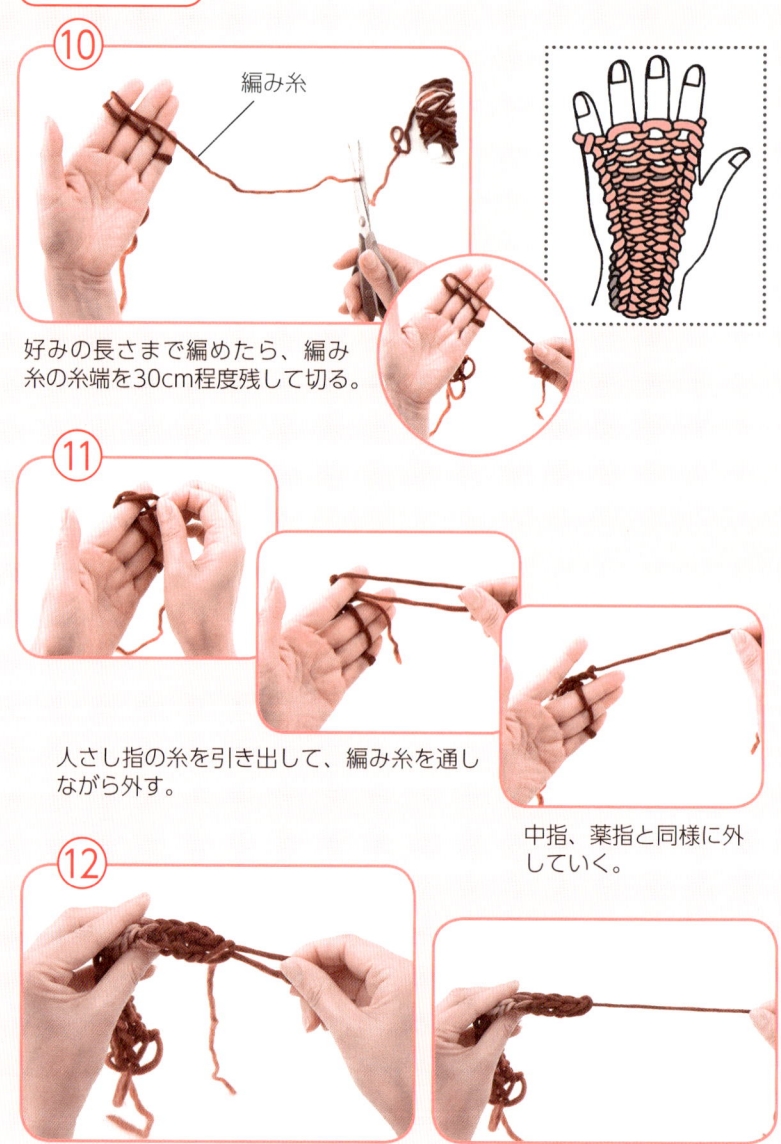

10

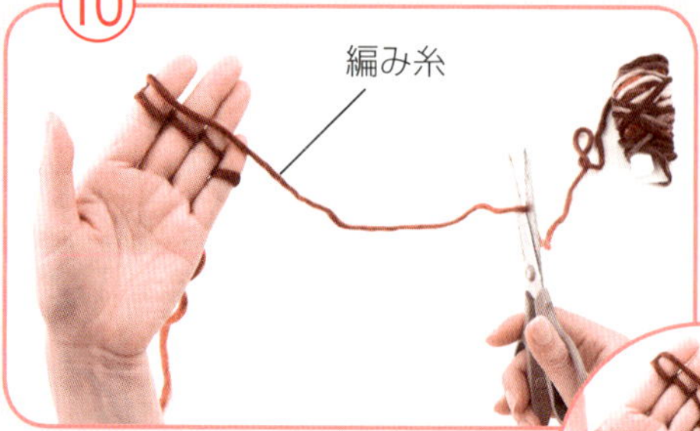

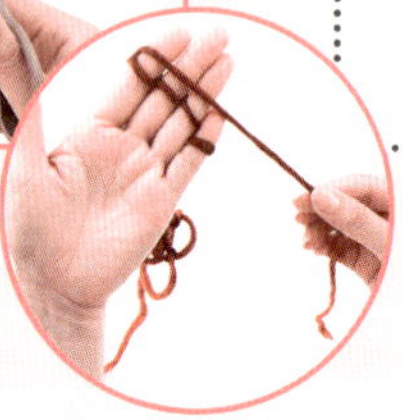

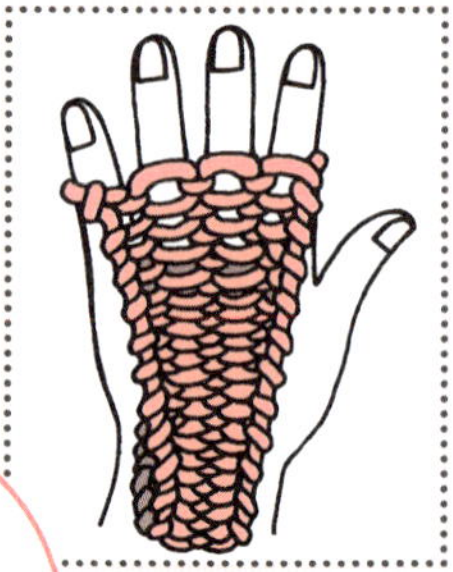

好みの長さまで編めたら、編み糸の糸端を30cm程度残して切る。

11

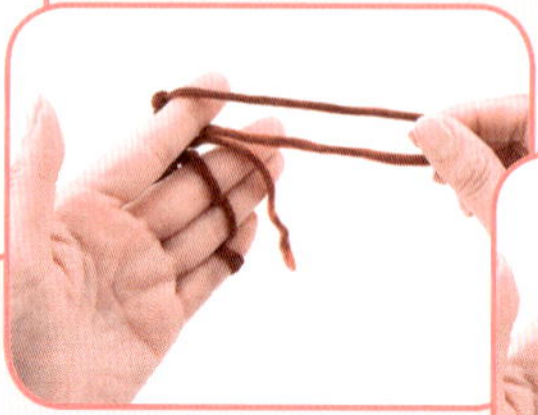

人さし指の糸を引き出して、編み糸を通しながら外す。

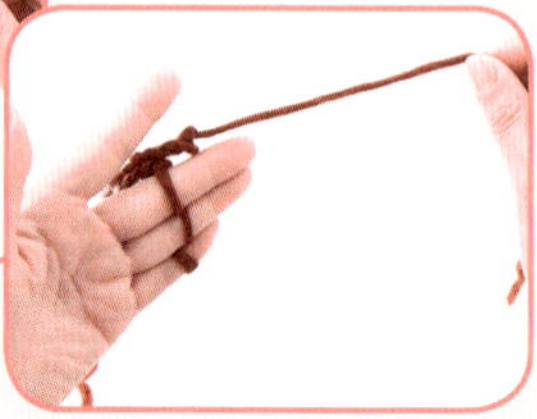

中指、薬指と同様に外していく。

12

小指の糸を外したら、編み糸を引っぱる。

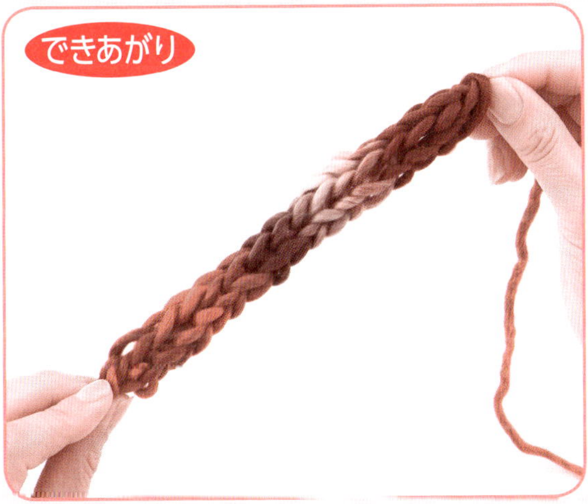

POINT

・初心者は、太めの毛糸を使ったほうが編みやすいでしょう。

応用 たわしにする

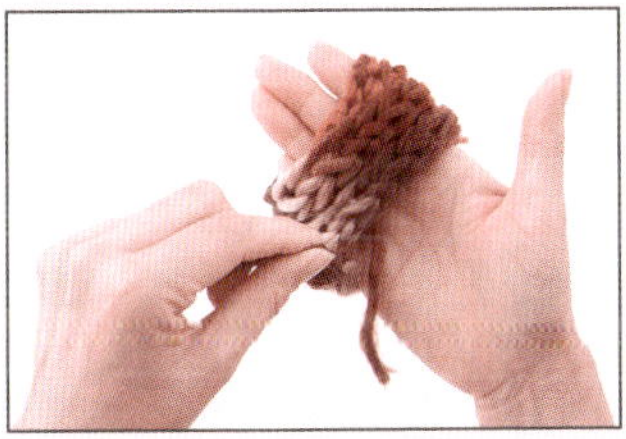

指編みした編み地を、手にぐるぐると巻きつける。

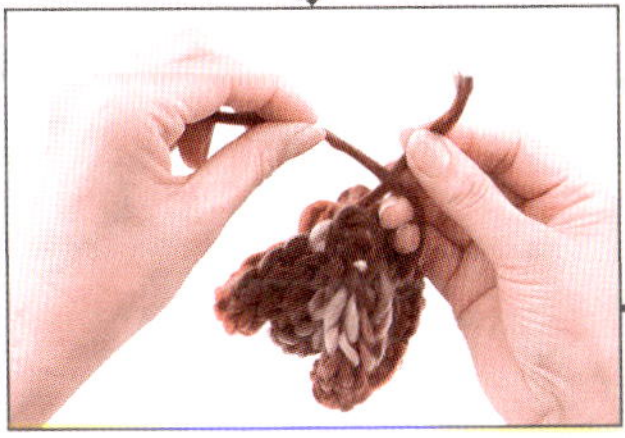

編み始めと編み終わりの糸同士で、編み地を束ねるように、2～3回固結びをして留める。

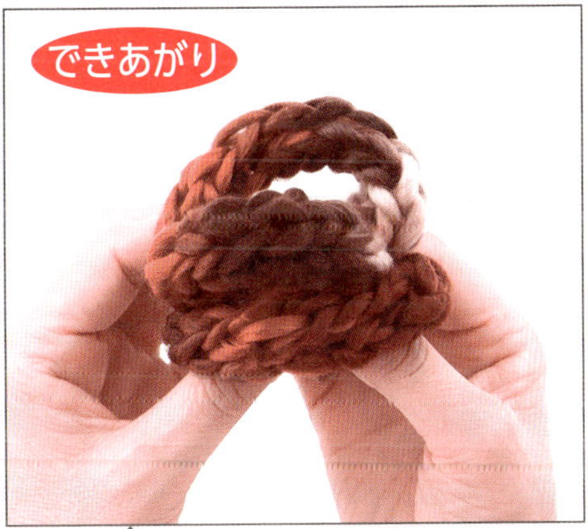

ポンポン作り

**毛糸をくるくると巻いてカットし、ポンポン玉を作りましょう。
楽しく作業をすることが、脳をより活性化します。**

基本の動き

台紙に毛糸を巻きつけ、中央をしばって、輪の部分を切る。丸く毛糸を整えて、きれいな玉になるように、はみ出した毛糸をはさみで刈り込んでいく。

[用意するもの]

・毛糸
・厚紙（牛乳パックなど）
・はさみ

①

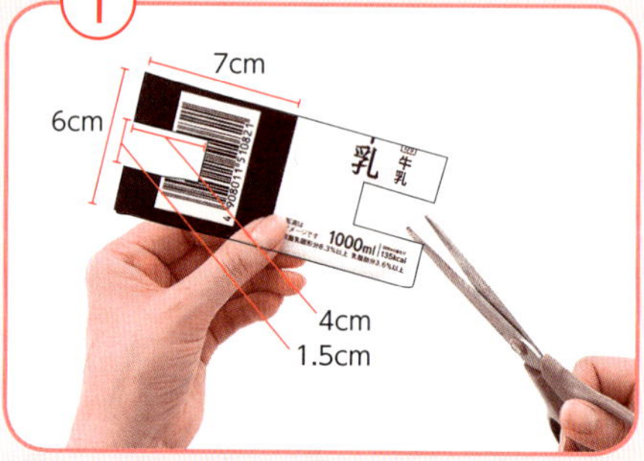

牛乳パックを縦6cm×横14cmに切り、写真のように両端の天地中央に縦1.5cm×横4cm程度の切り込みを入れて、半分に折る。（台紙の寸法は、できあがりサイズ直径6.5cmの場合）

②

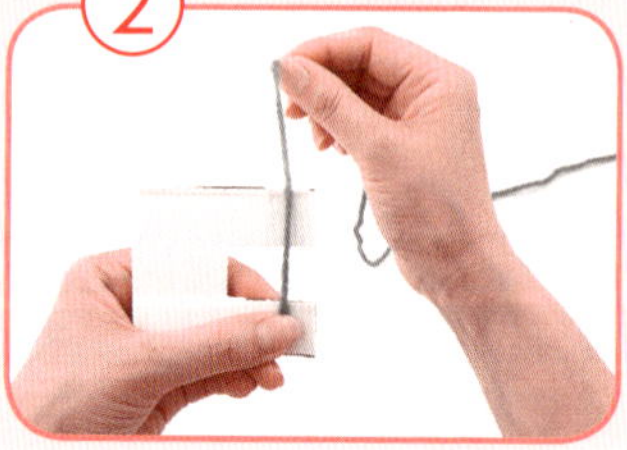

写真のように台紙と糸の端を持ち、台紙に毛糸を巻きつける。

③

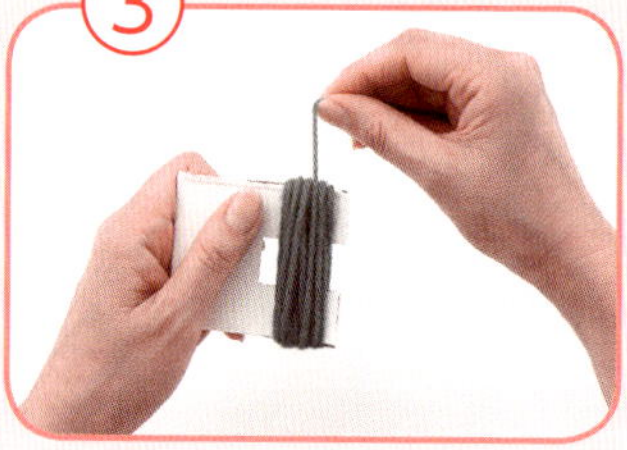

100回程度、毛糸を巻きつける。

POINT

・ポンポンの大きさは、台紙のサイズを変えることで調整できます。
・糸を巻く回数が多い方がしっかりとした仕上がりになります。

応用

台紙に糸を巻くときに、利き手でないほうの手で巻いてみましょう。

4

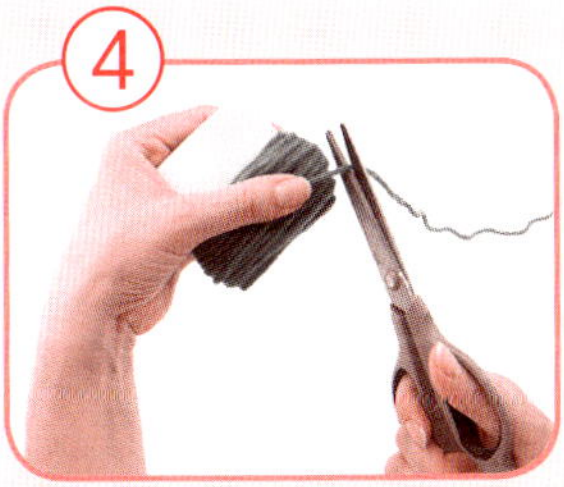

巻き終わったら、台紙の端で糸を切る。

5

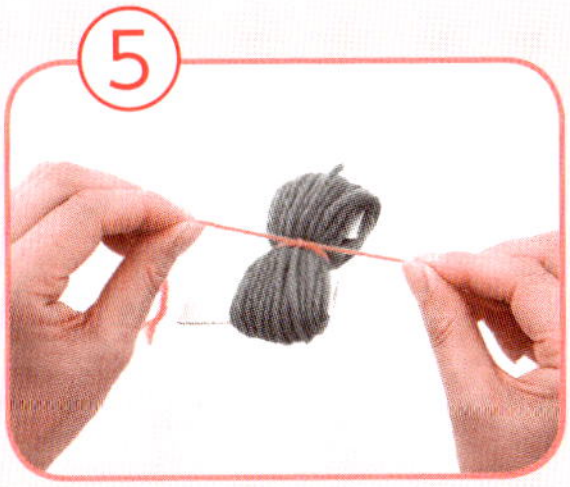

巻いた糸の真ん中を、別の糸で結んで留めて、糸を切る。ポンポンをぶらさげる場合は、別糸の端を長めにとっておく。

6

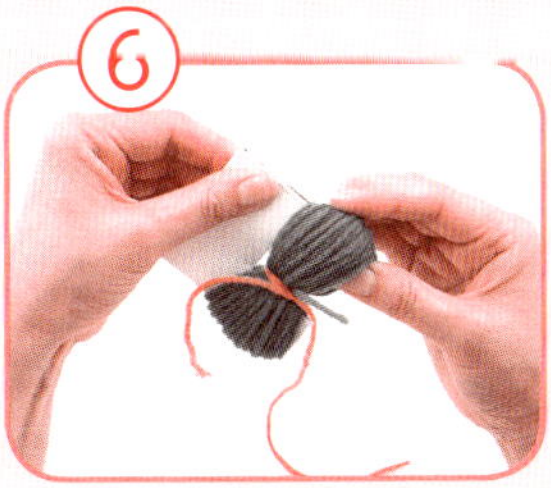

巻いた糸を台紙から外す。

7

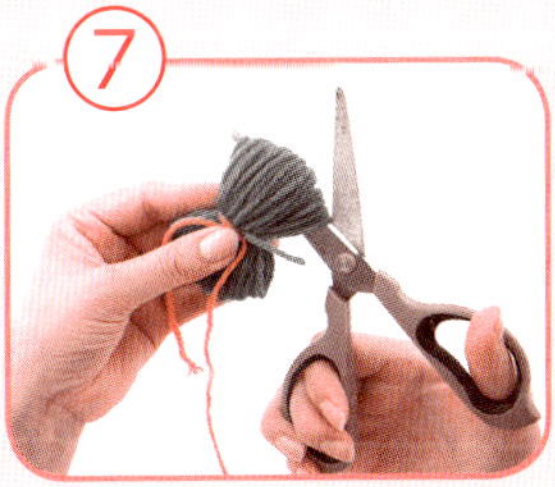

輪になっている部分を、はさみで切る。

8

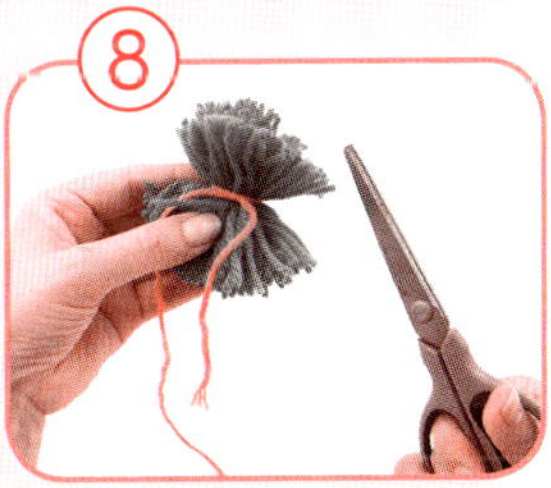

反対側も切る。

9

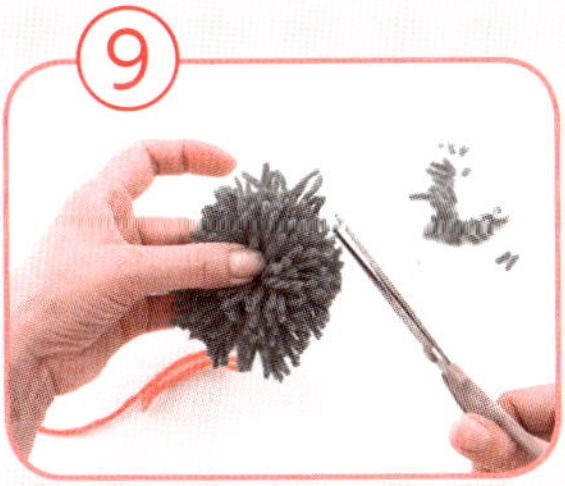

全体を広げながら、きれいな球状になるように、はみ出した毛糸をはさみで刈り込む。

できあがり

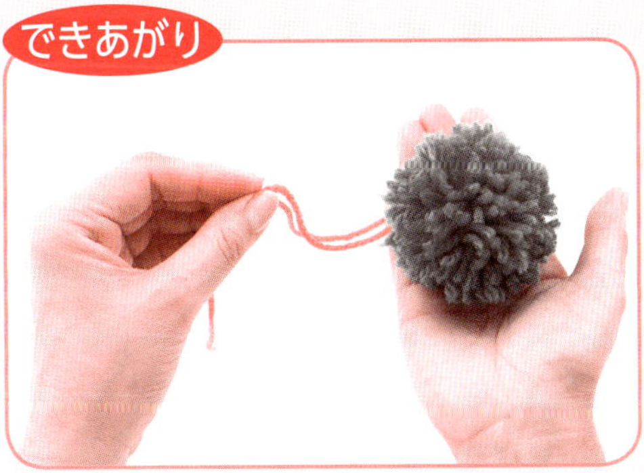

手作りこま

紙皿とペットボトルのふたを使って２種類のこまを作り、まわしてみましょう。こまをまわすときに、手の動きを工夫することで、脳への刺激がいっそう高まります。

作り方

［用意するもの］

・紙皿 ２枚　・ペットボトルのふた ３個
・両面テープ　・テープ

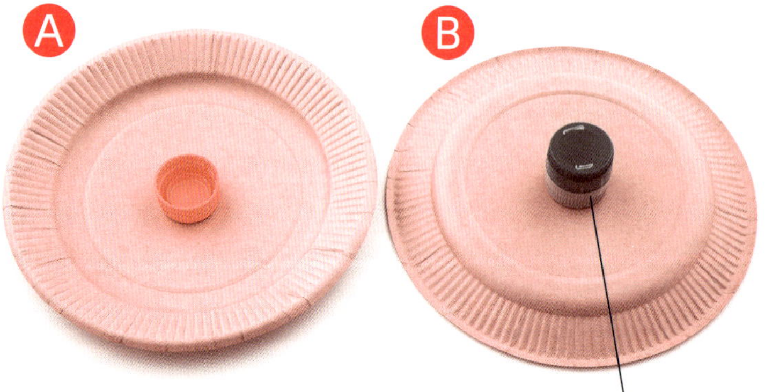

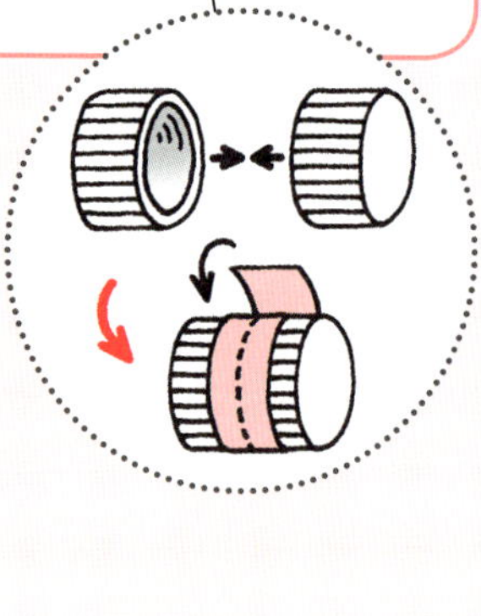

Ⓐ ペットボトルのふたに両面テープを貼り、紙皿の表側の中央に貼りつける。

Ⓑ ペットボトルのふたを２個、飲み口側のほうが内向きになるように合わせて、テープで留める。貼り合わせたふたを紙皿の裏側の中央に両面テープで貼りつける。

基本の動き

A 床やテーブルの上にこまを置き、ペットボトルのふたの部分を手でつまんで、手首をひねるようにまわす。

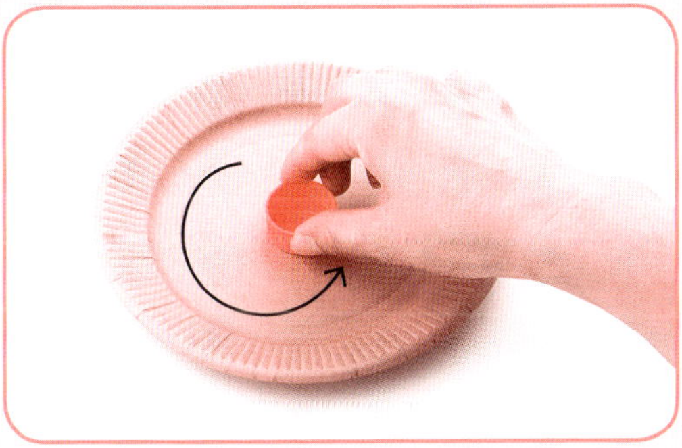

右手でまわす。

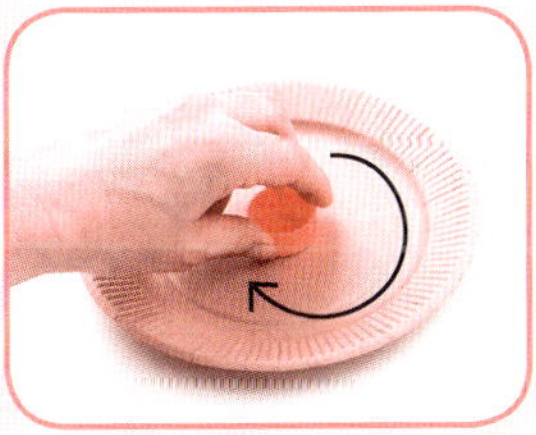

左手でまわす。

B 写真のように持ち上げ、手首をひねりながら手を離して、床やテーブルの上でまわす。

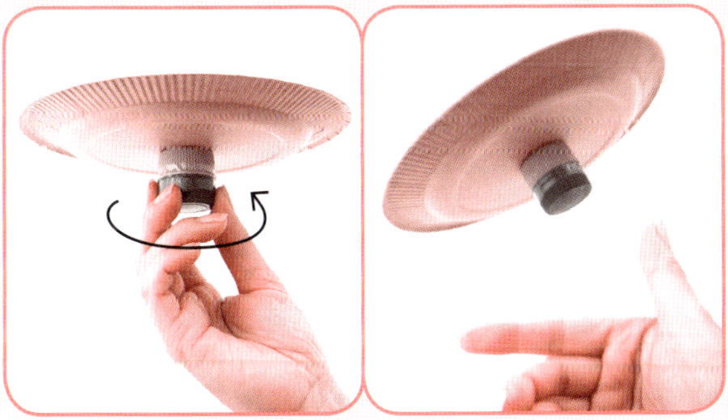

右手でまわす。

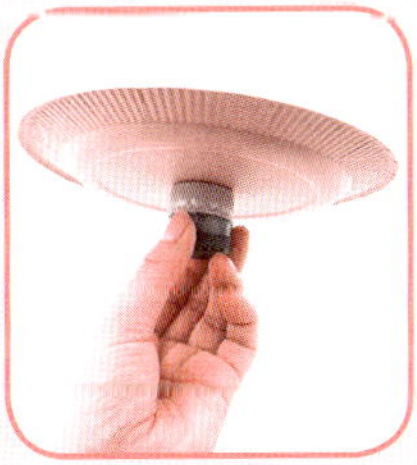

左手でまわす。

応用

まわっている時間を計って、長時間の記録を目指してみましょう。

POINT

こまをまわすときは、周りにぶつかるものがないか注意しましょう。

びゅんびゅんごま

うまくまわると「びゅんびゅん」という小気味よい音がします。伸びたり縮んだりするゴムのような感触も心地よく、触覚と聴覚が刺激されます。

作り方

［用意するもの］

・ボタン（直径35mm以上で２つ穴のもの）　１つ
・ひも（毛糸など）　100cm程度

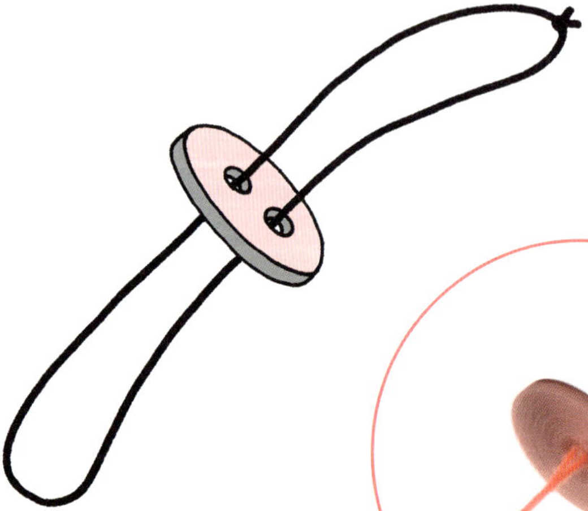

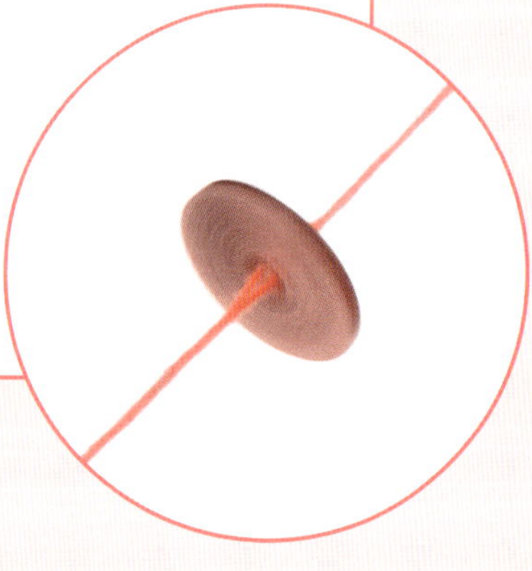

ボタンの穴にひもを通して結ぶ。

基本の動き こま（ボタン）がひもの真ん中に来るように調整して、ひもを左右の手で持つ。こまを振りまわすように 10 ～ 20 回ぐらいまわしてから、両手を左右に広げるとこまがまわり始める。こまがまわるのに合わせて、ひもを左右に引っぱったり、ゆるめたりする。

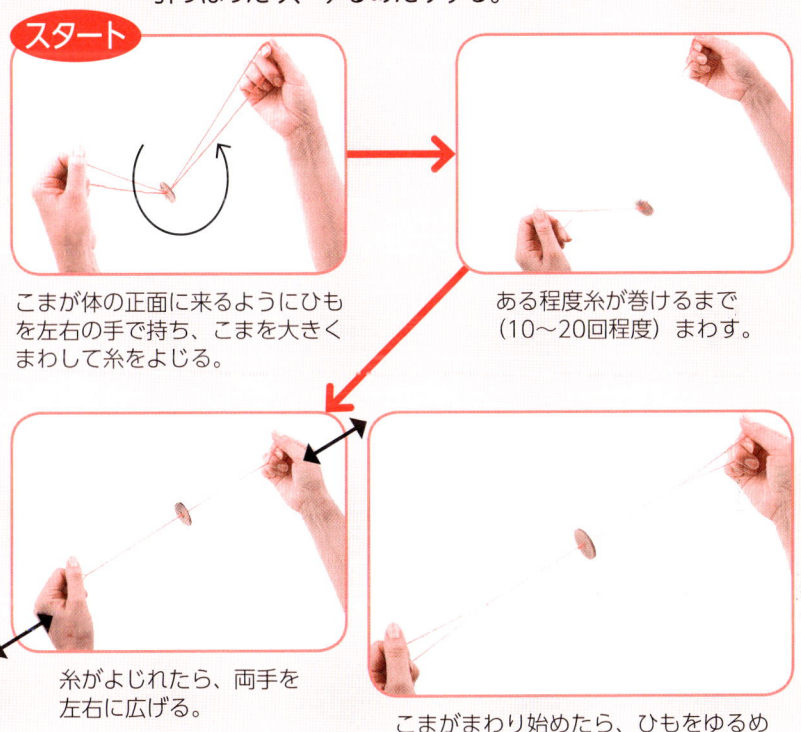

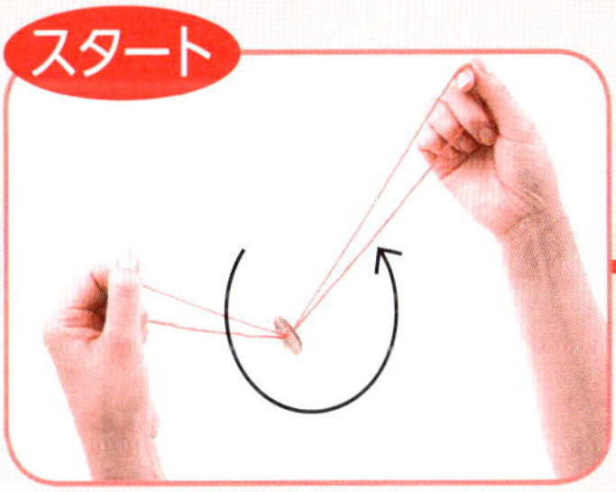

こまが体の正面に来るようにひもを左右の手で持ち、こまを大きくまわして糸をよじる。

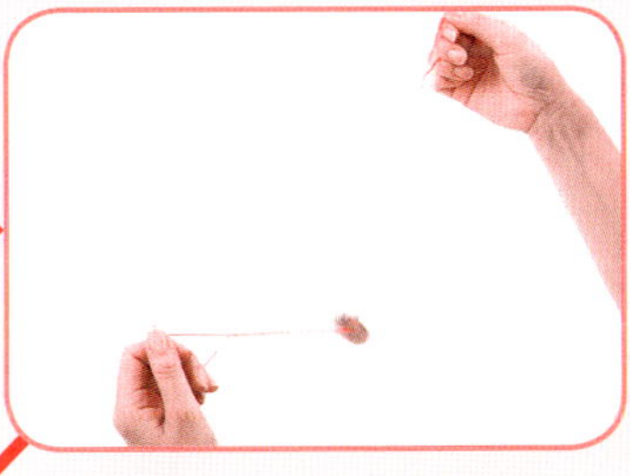

ある程度糸が巻けるまで（10～20回程度）まわす。

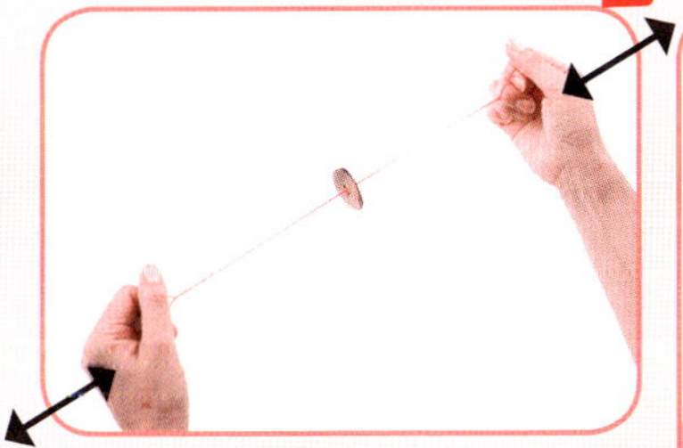

糸がよじれたら、両手を左右に広げる。

こまがまわり始めたら、ひもをゆるめたり、引っぱったりをくり返す。

POINT

- タイミングが合ってくると、こまが「びゅんびゅん」と音を出してまわり始めます。音を出すことを目指して、練習してみましょう。
- ボタンに対称性がないとうまくまわりません。こまが横になってしまう場合は、別のボタンにかえてみてください。
- ひもが細すぎると、まわすときに手に食い込んで痛くなるので、太めのものを使いましょう。

お手玉作り

裁縫は、長さを測る、切る、縫うなど、手先を使う機会がたっぷりあり、脳を大いに刺激します。家にある端切れなどを使って、昔懐かしいお手玉を作ってみましょう。

作り方 ４枚の布をはぎ合わせ、縫い代が内側になるようにひっくり返してから、小豆を入れて、最後に返し口を縫いとじる。

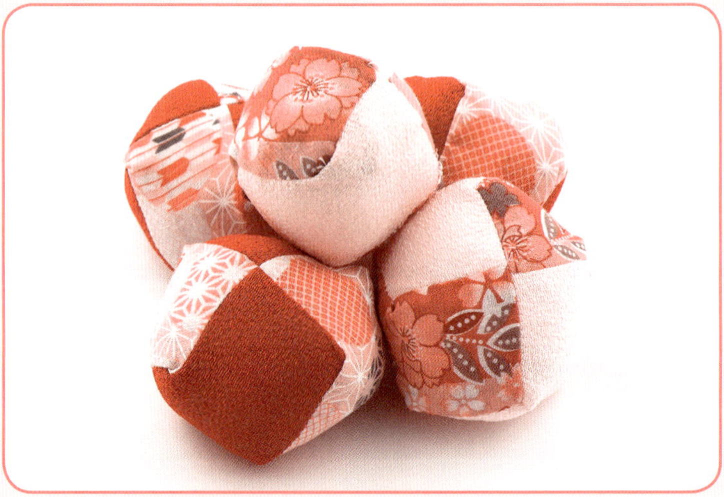

POINT

- お手玉はある程度の重みがあったほうが遊びやすいので、中身は40g程度の重さを目安にします。
- 中身は小豆のほかに、大豆（炒ったもの）や、市販のペレット（プラスチック）などでも作れます。

[用意するもの]

・端切れ　・小豆
・糸　・縫い針　・待ち針

遊び方は次のページ

①

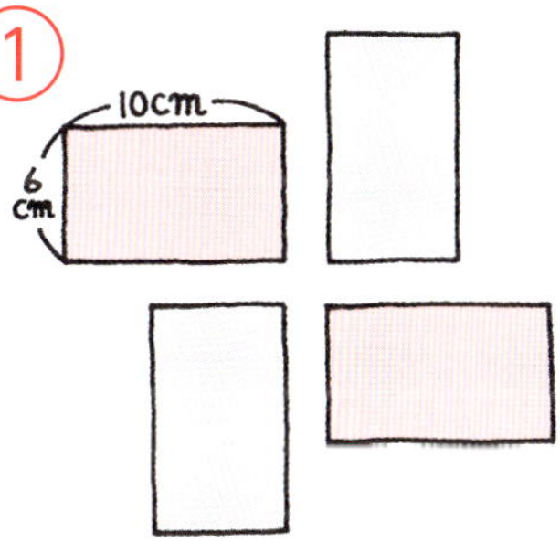

縦10cm×横6cmの布を4枚用意する。

②

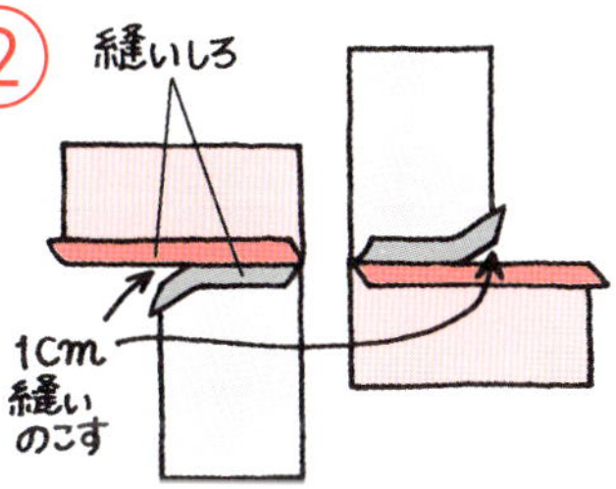

2枚の布を図のように中表に合わせて、縫い代を3mm程度とって縫い合わせる。短い辺の縫い終わりは、1cm縫い残しておく。

③

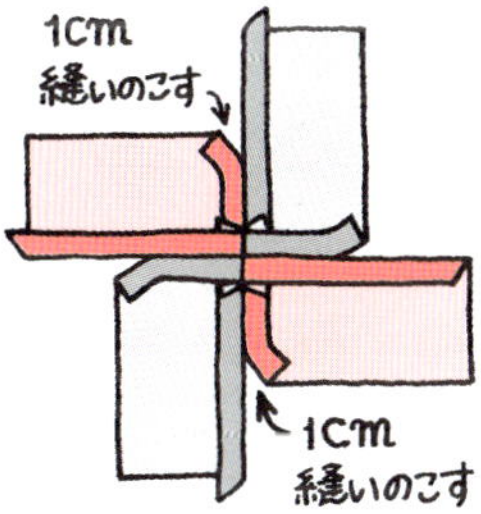

さらに②で縫い合わせた布を、図のように縫い合わせる。このときも、短い辺の縫い終わりは、1cm縫い残しておく。

④

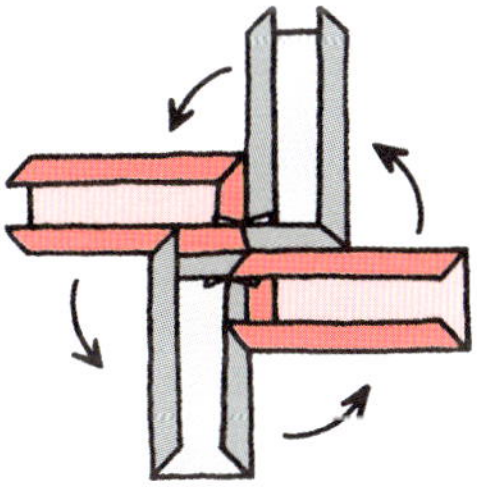

返し口を残して、隣り合う辺を縫い合わせる。

⑤

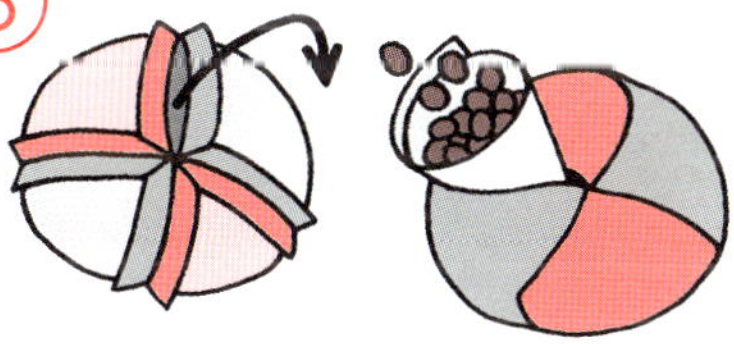

返し口から表に返して、適量の小豆を入れる。

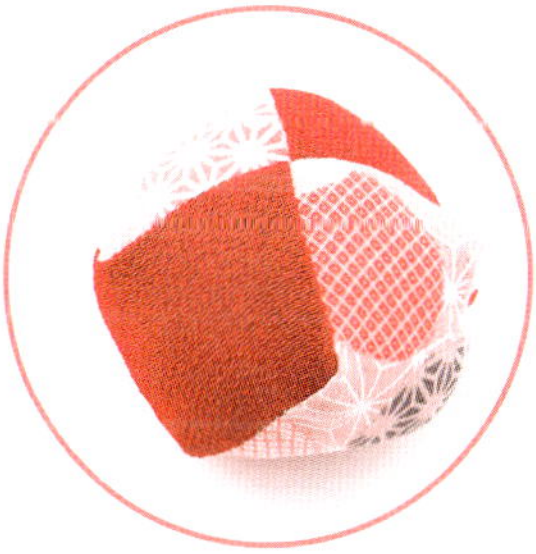

最後に返し口を縫いとじて、できあがり。これを2個作る。

お手玉遊び

前のページで作ったお手玉を使って、実際に遊んでみましょう。お手玉は、目と手の協応作業が必要な遊びで、脳の老化防止にぴったりです。

基本の動き

遊び方　その1

お手玉を両手に1個ずつ持ち、右手で上に投げたお手玉を、左手で受け取る。これを、お手玉を落とさないようにしてくり返す。

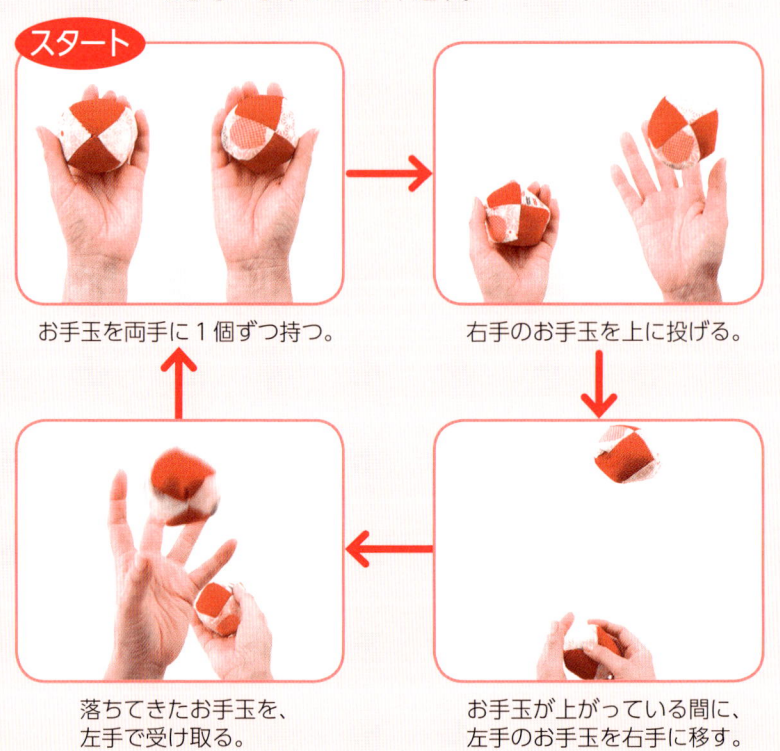

スタート

お手玉を両手に１個ずつ持つ。

右手のお手玉を上に投げる。

お手玉が上がっている間に、
左手のお手玉を右手に移す。

落ちてきたお手玉を、
左手で受け取る。

POINT

・お手玉を落とさないようにして、できるだけ長く続けてみましょう。
・2個では難しい場合は、お手玉1個だけで行っても、脳への刺激になります。

応用

逆回転（左手で投げる）や、反対の手でやってみましょう。

基本の動き

遊び方　その2

お手玉を片手に2個持ち、指先側のお手玉を上に投げて、同じ手で受け取る。

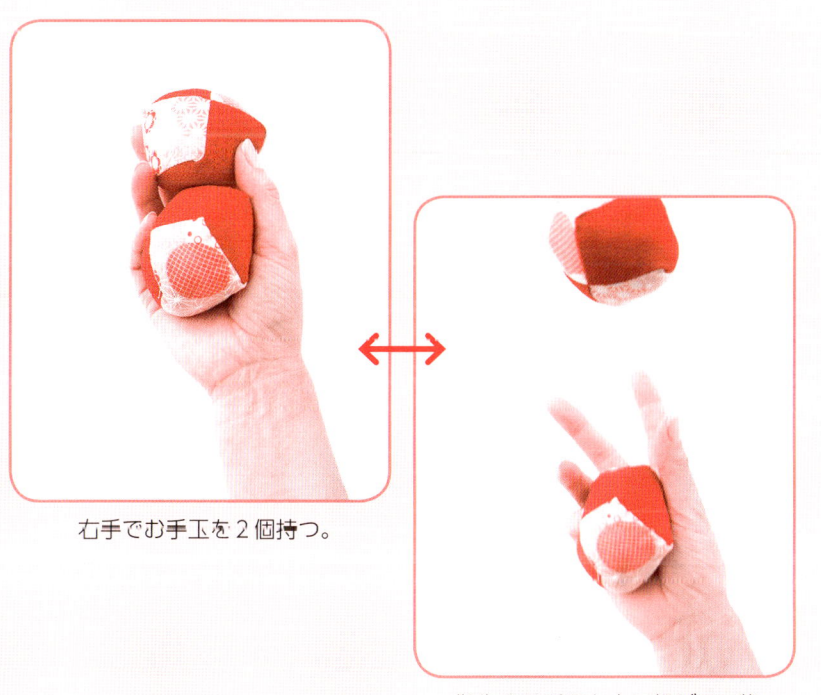

右手でお手玉を2個持つ。

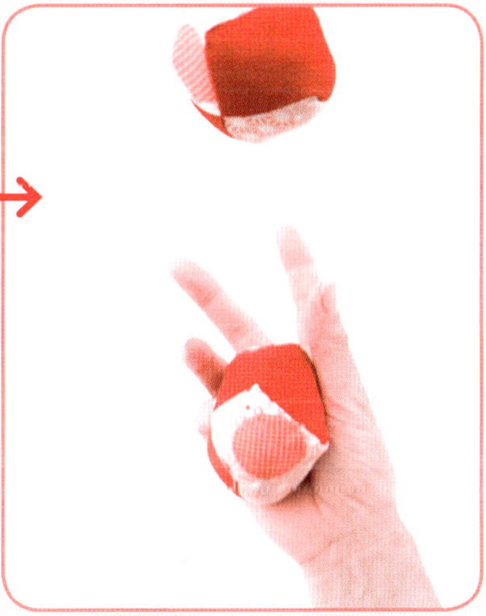

指先のお手玉を上に投げて、落ちてきたお手玉を右手で受け取る。

けん玉作り＆遊び

けん玉は手先や脳だけでなく、ひざなども使う全身運動で、老化防止にとてもおすすめの遊びです。手軽に作れる手作りのけん玉なら、初心者でも簡単に楽しく、けん玉遊びに挑戦できます。

作り方

［用意するもの］

・プラカップ（紙コップでも可）　・ペットボトルのふた　２個
・ひも（たこ糸など）50cm程度　・テープ　40cm程度

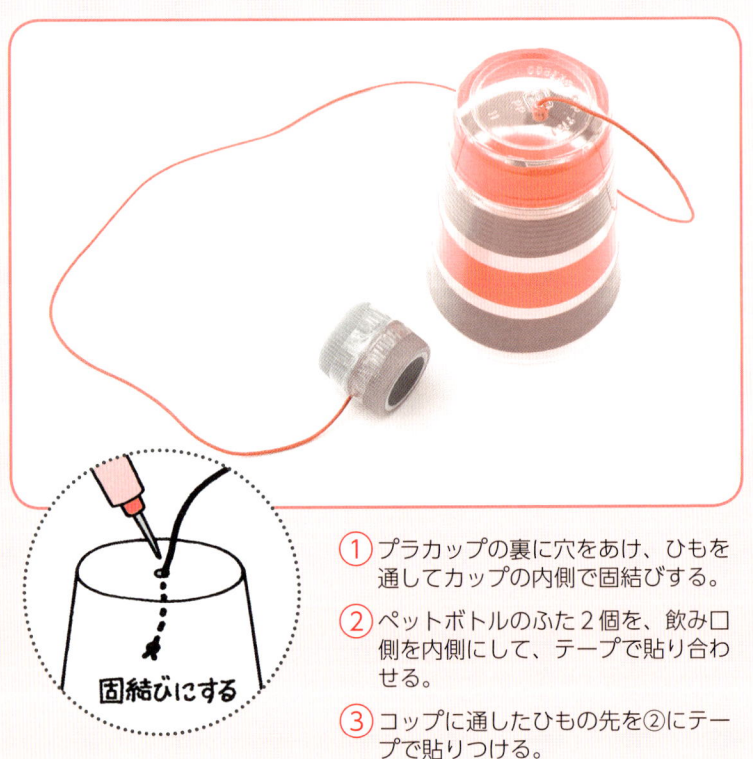

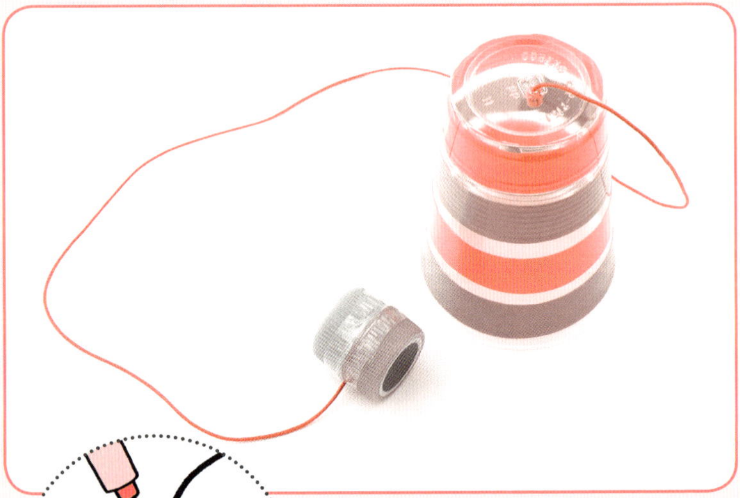

①プラカップの裏に穴をあけ、ひもを通してカップの内側で固結びする。

②ペットボトルのふた２個を、飲み口側を内側にして、テープで貼り合わせる。

③コップに通したひもの先を②にテープで貼りつける。

基本の動き プラカップを右手で持ち、ひもの先のペットボトルのふたをカップに入れる。左手でも同様に行う。

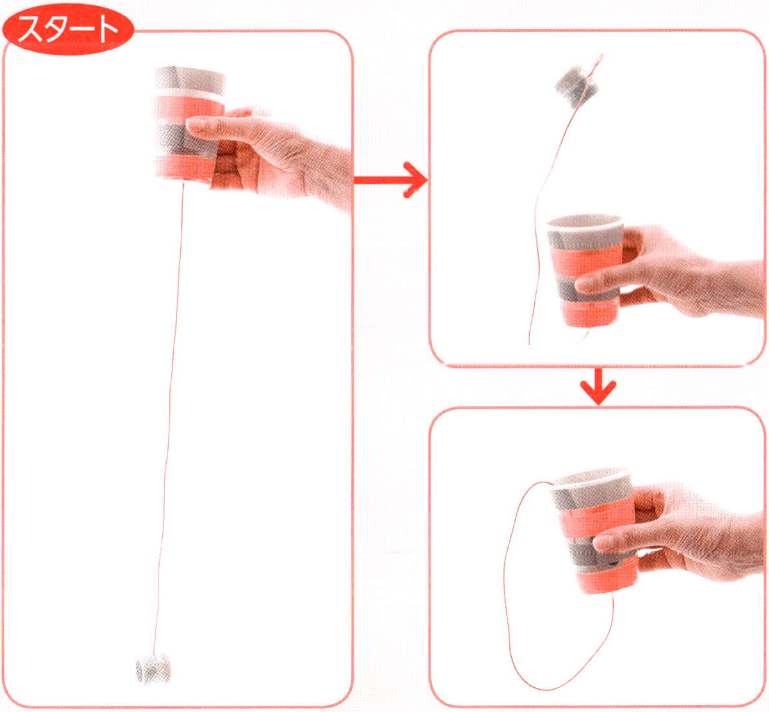

POINT

・ひざの屈伸も使って行うと、カップにうまく入りやすくなります。
・カップに、ビニールテープなどで飾りをつけたり、油性ペンなどで模様を描いたりするのも、手先や脳を使うのでおすすめです。

応用

プラカップの底が上になるように持ち、ペットボトルのふたを、底面でキャッチしてみましょう。

三つ編みのしおり

3本の紙テープを交互に折って、しおりを作ります。正確に折っていくことで、脳への刺激が高まり、仕上がりもきれいになります。

基本の動き　3本の紙テープの折り始めを、のりで貼り合わせて、三つ編みの要領で、紙テープを交互に折っていく。

［用意するもの］

・3色の紙テープ　各30cm以上

①

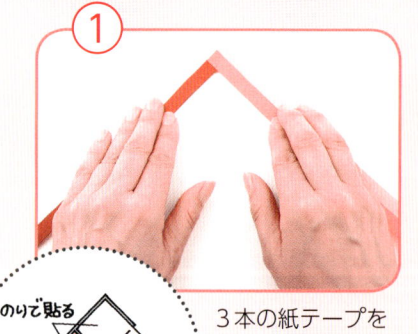

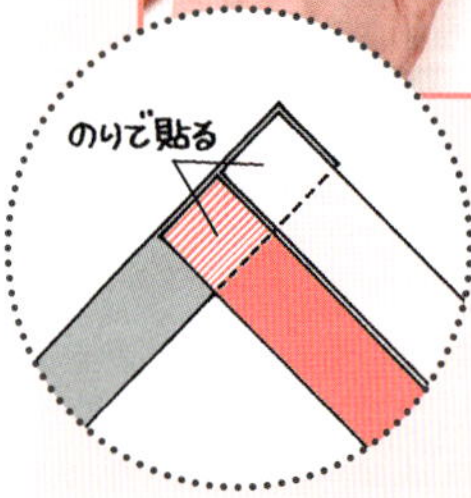

3本の紙テープを図のように置いて、のりで貼り合わせる。

②

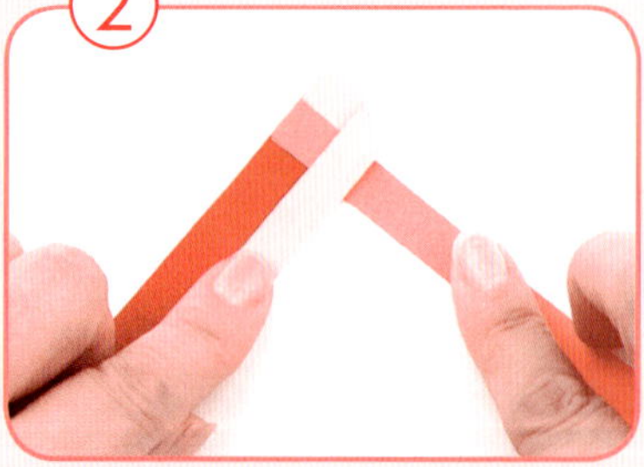

右側のテープを、左側のテープにそろえるように、手前に折り返す。

③

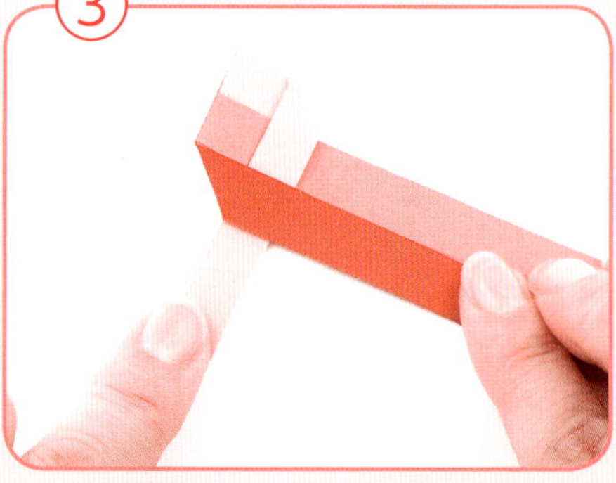

左側のテープを、右側のテープにそろえるように、手前に折り返す。

POINT

・確実にきちんと折ることで、脳への刺激がアップします。
・テープの色の組み合わせなども工夫してみましょう。

④

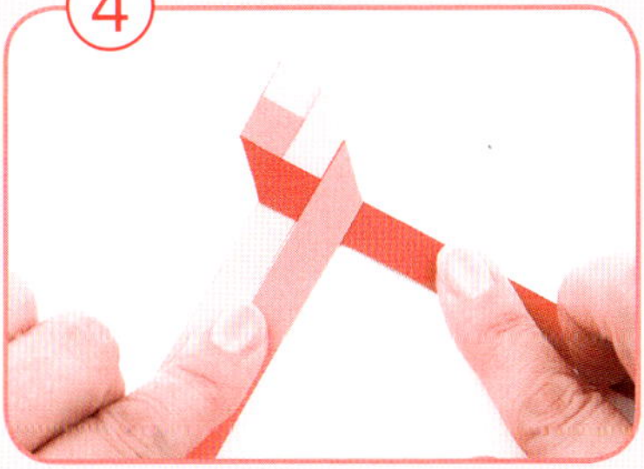

②と同様に、右側のテープを折り返す。

⑤

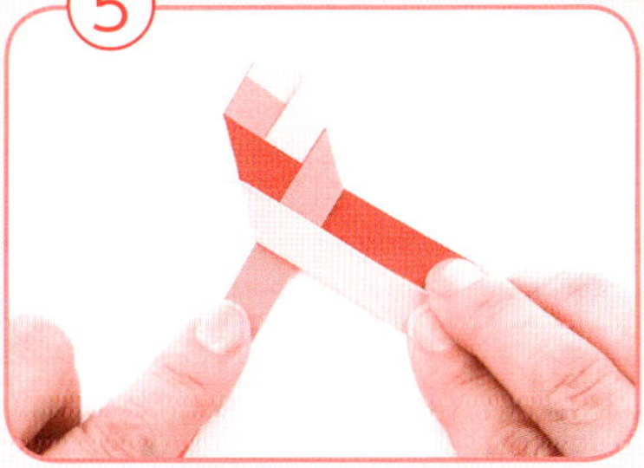

③と同様に、左側のテープを折り返す。

⑥

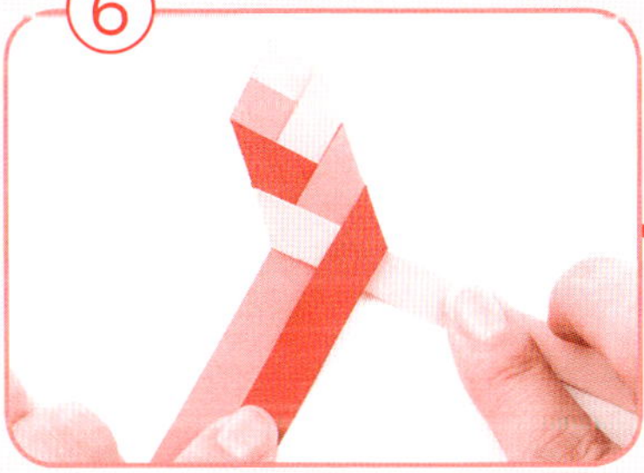

以降、好みの長さになるまでくり返す。

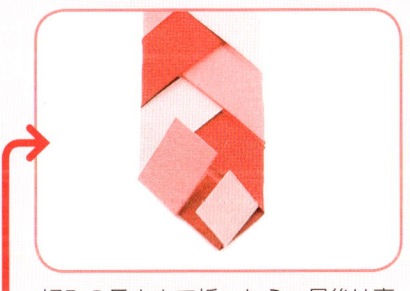

好みの長さまで折ったら、最後は裏側に折り返してのりで貼って留める。

できあがり

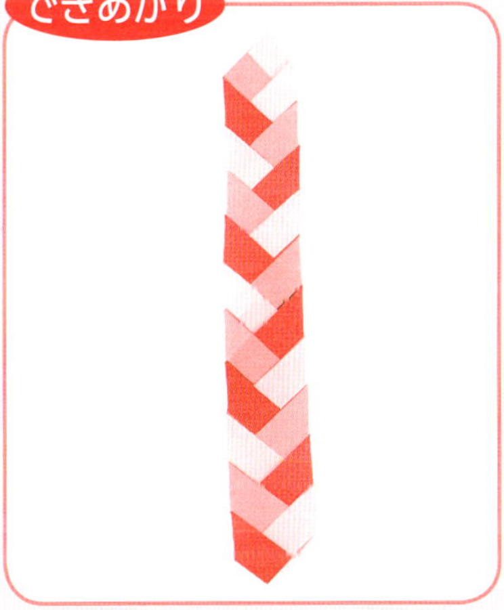

応用 15cm程度編んで、端と端をつなぎ合わせてナプキンリングに。長く編んで四角の枠にして、写真のフレームに。使い道をあれこれ工夫してみましょう。

六角返し

3パターンの絵や模様を描いて、パタパタと開いて楽しむ、不思議な変わり絵です。折るだけでなく、からくりを楽しみながら、指先をたくさん使えます。

基本の動き　帯状の紙を用意して、手順のとおりに蛇腹に折っていく。六角形に開きながら、3種類の好きな絵や模様を描いていく。

［用意するもの］

- 画用紙（5cm×35cm）
- のり
- ペン
- はさみ

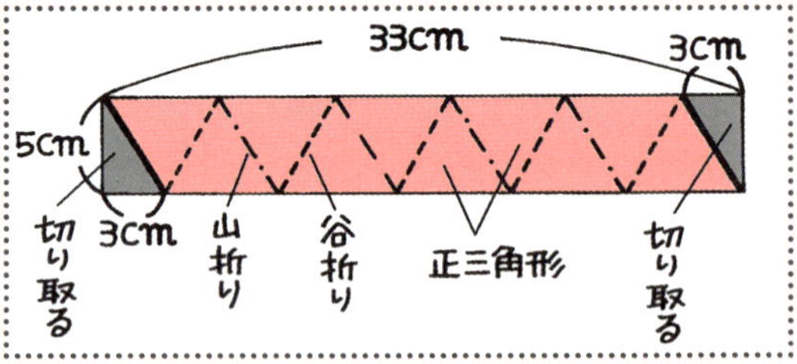

①

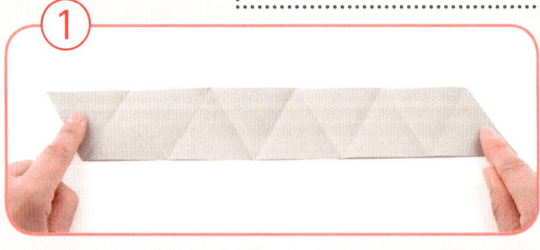

山折りと谷折りを交互にくり返して、正三角形の蛇腹に折り、両端を切る。

②

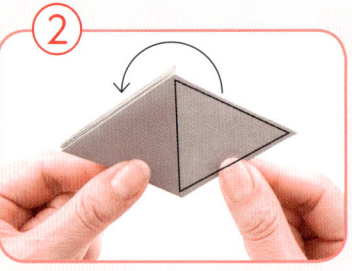

一番端の正三角形を写真のように裏側に折る。

③

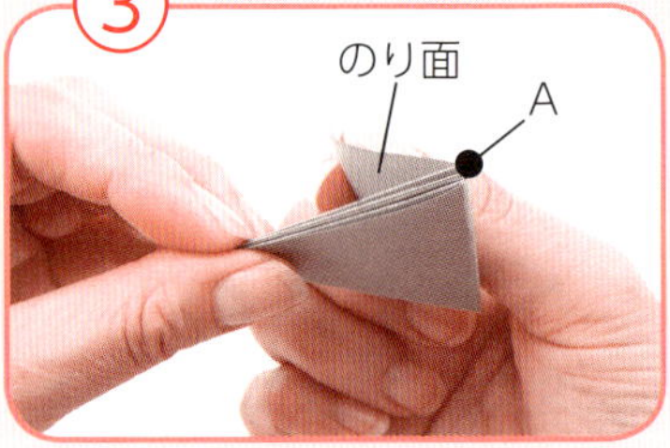

②で裏側に折った正三角形と、反対側の端の正三角形を、のりで貼り合わせる。

POINT

・正六角形にするには、三角形を正確にきちんと折ります。
・紙幅に対して約7倍の長さの紙を用意すれば、大きさをアレンジして作れます。

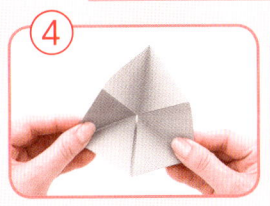

④

③の写真のAを頂点に、左右に広げるように開く。

⑤
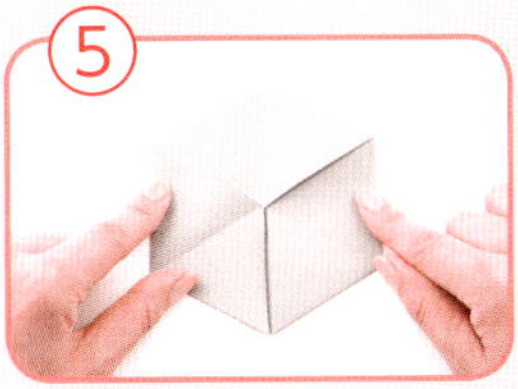
六角形になる。

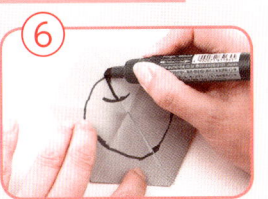

⑥

開いた面に、好きな絵や模様を描く。

⑦
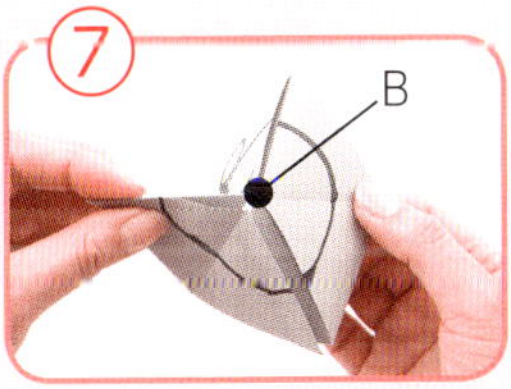

⑧
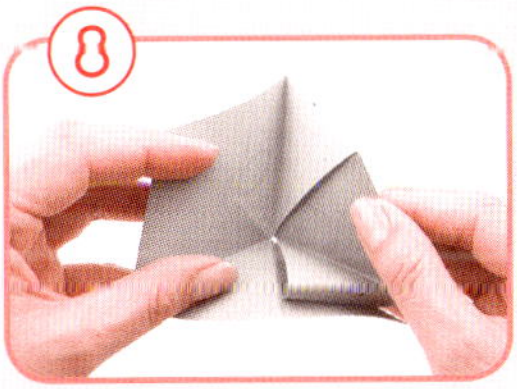
⑥の六角形の中央、Bから広げるように開く。

⑨
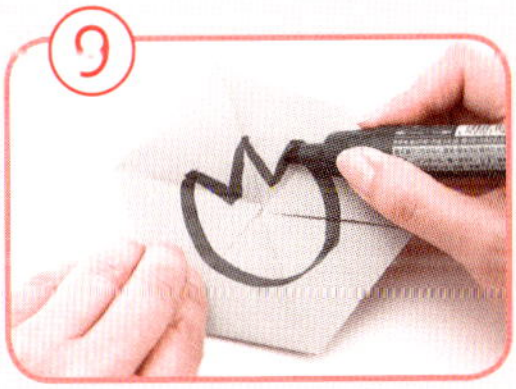
開いた面に、絵や模様を描く。

⑩
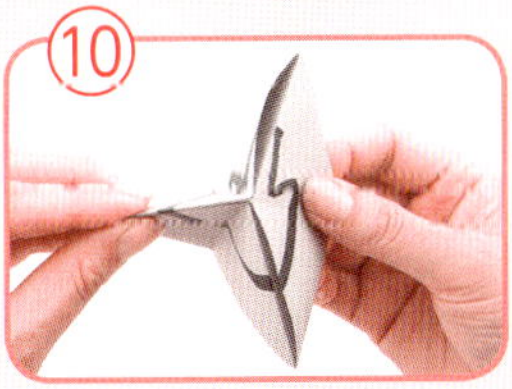

⑪
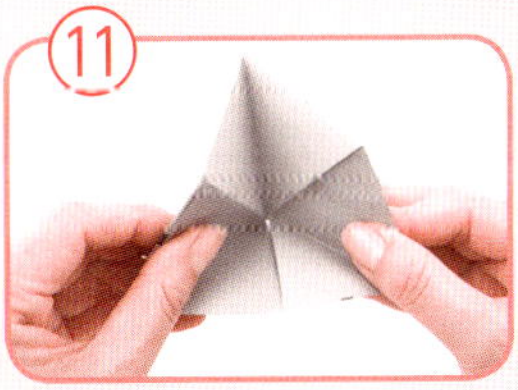
⑦⑧と同様に、中央から広げるように開く。

⑫
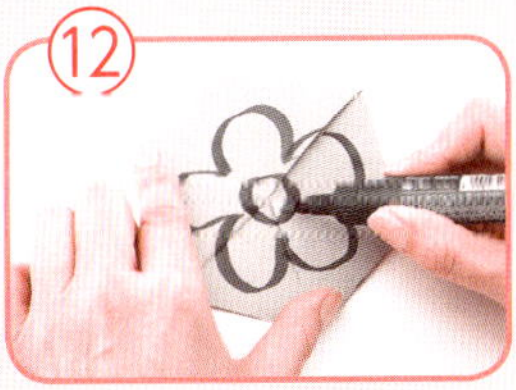
開いた面に、絵や模様を描く。

できあがり

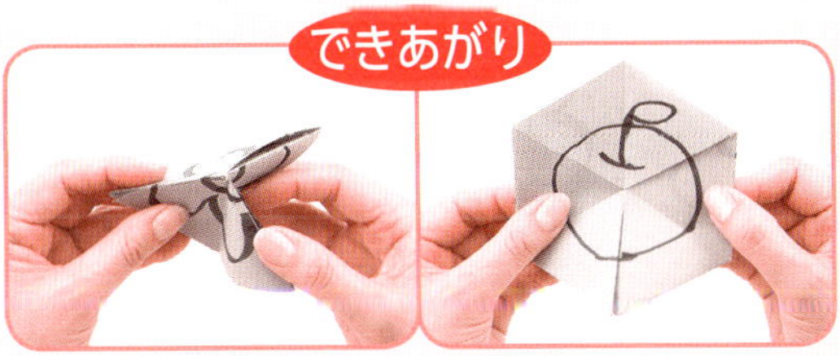
⑫の中央から広げるように開くと、⑥で描いた絵が出てくる。

応用

3つの絵から物語を創作してみましょう。

びょうぶ切り紙

紙をびょうぶ折りして切り込みを入れると、きれいな連続模様ができます。できあがりを想像して図案を考えることでも、脳は大いに活性化します。

基本の動き 紙をびょうぶ折りしてから、好きな図案を描く。描いた線に沿ってはさみで切って、たたんだ紙を広げる。

[用意するもの]

- 画用紙（または、上質紙）
- ペン
- はさみ

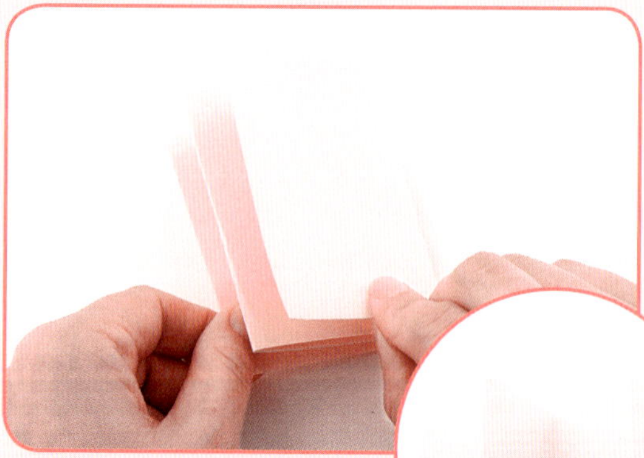

画用紙をびょうぶ折りする。

びょうぶ折りを開いたところ。

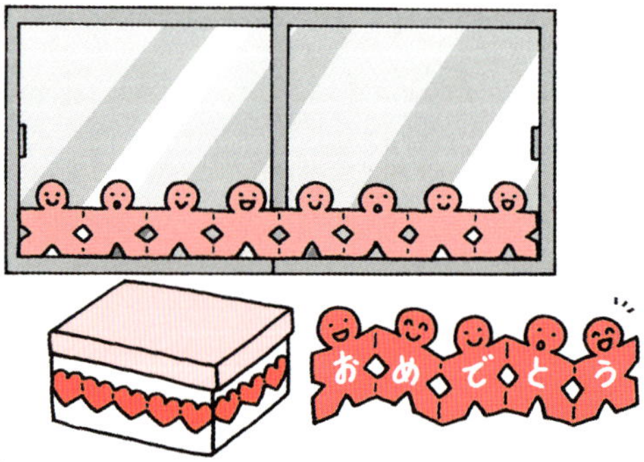

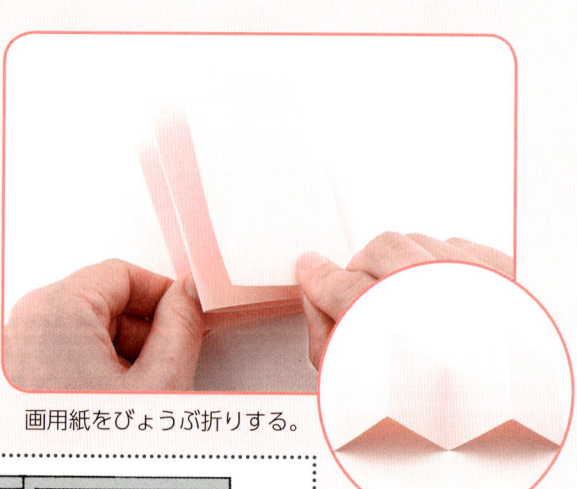

壁や窓ガラスに貼ったり、立たせて飾ったり。プレゼントのラッピングに添えるのも素敵です。

左右対称の図案

①

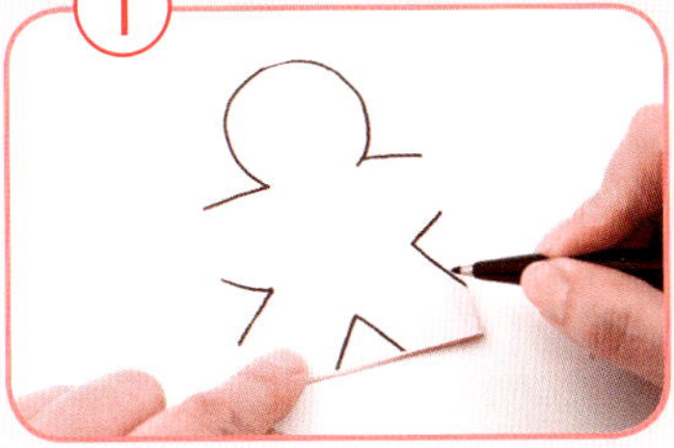

折った画用紙に作りたい図案を描く。図案は必ず左右の辺にかかる部分を作る（紙がつながる部分）。

②

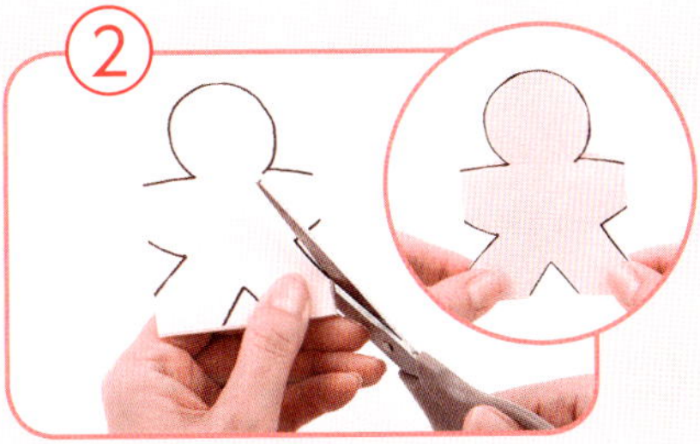

図案の線に沿って、はさみで切り、たたんだ紙を開く。

できあがり

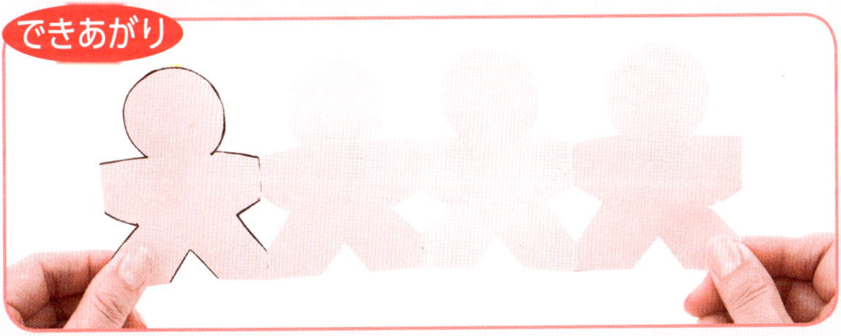

左右非対称の図案

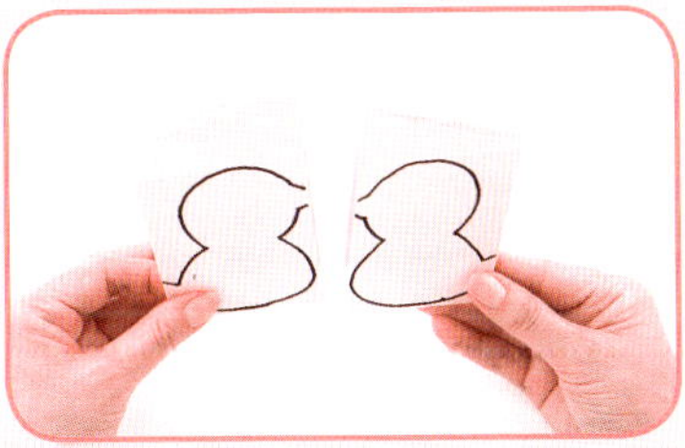

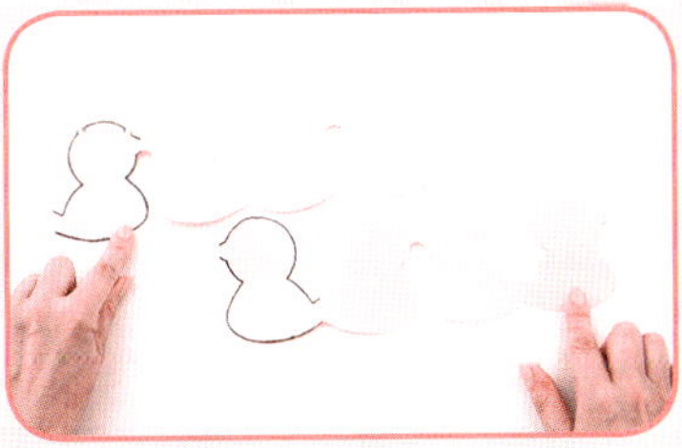

折りたたんだ紙の輪の部分が模様のどちらにくるかで、できあがりに違いが出る。

POINT

・説明ではわかりやすいように、図案の線を残して紙を切っています。線が残らないように切り落とすか、図案の線をえんぴつで描いてあとから消したほうが、きれいに仕上がります。
・顔や洋服などを描いても楽しいです。

ふたごの折り鶴

2つの折り鶴がつながって、まるで手をつないでいるように折ります。手慣れた折り鶴も、紙がちぎれないように意識しながら折ることで難易度がアップし、脳に刺激を与えます。

基本の動き 市販の折り紙を1/2の長方形に切り、さらに切り込みを入れて、正方形を2枚にする。左右の正方形、それぞれで鶴を折る。

① 切り離さない
1か所つながっている部分を残して切り込みを入れる。

② 谷折り
つながっている部分を手前にして、左側を三角に折る。

③ 鶴を折っていく（折り方参照）。

鶴の折り方

図のように折り筋をつけて、開く。裏側も同様に折る。

内側にはさみ込むように、左右に折り上げる。

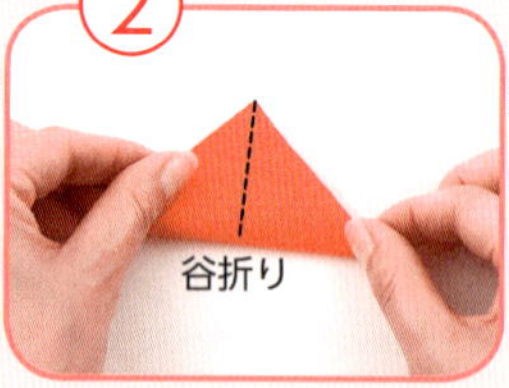

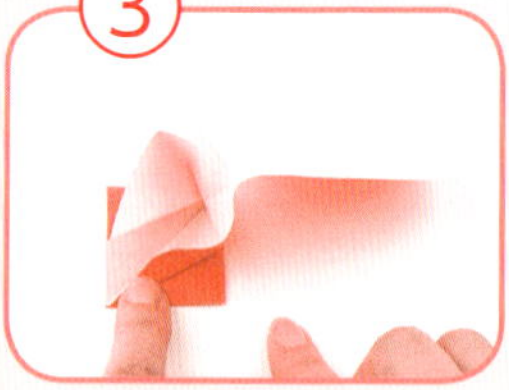

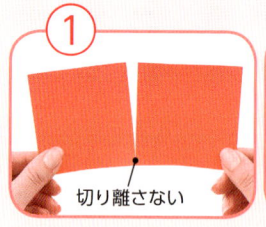

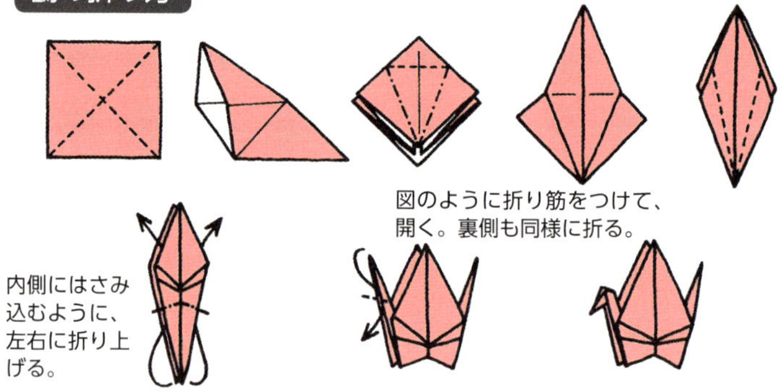

4

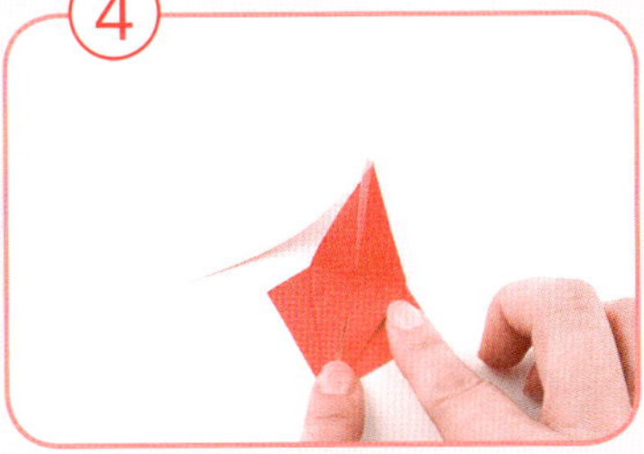

つながっている部分が羽に
なるように折る。

5

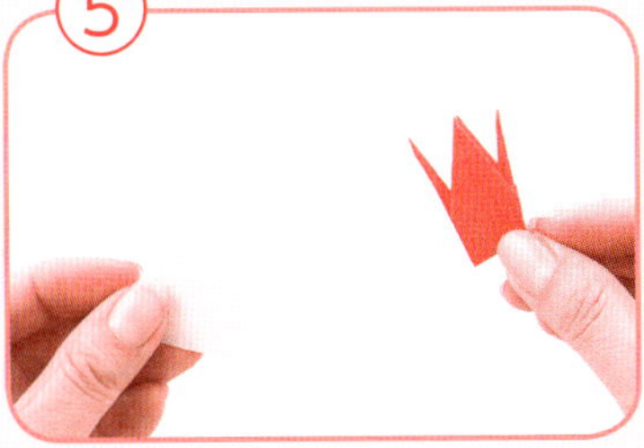

1羽できあがり。

6

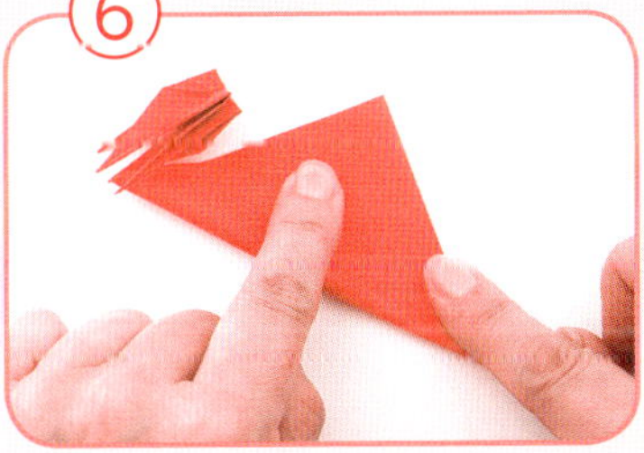

もう一方も同様に折る。

7

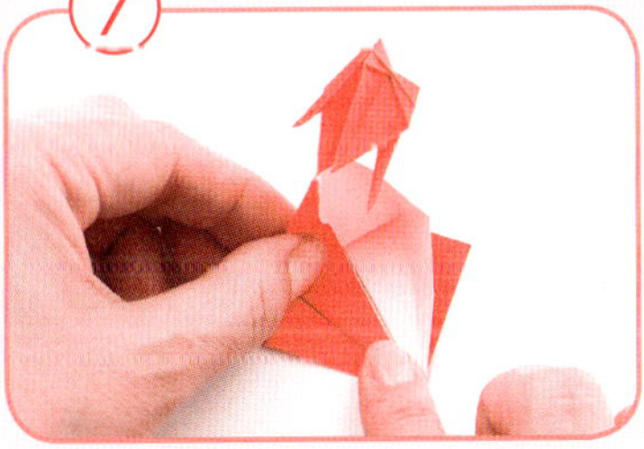

羽の部分がつながる。

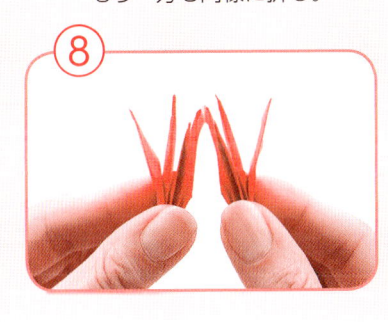

8

できあがり

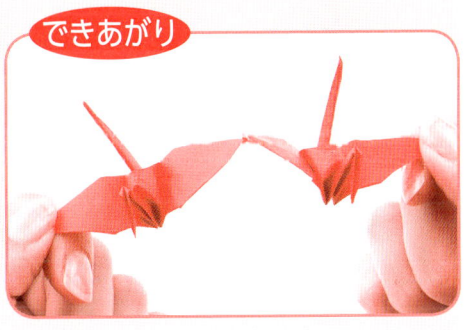

鶴の首を折り、羽を広げる。

POINT

・厚手の紙では、つながった部分がちぎれやすいので、市販の折り紙やコピー用紙など薄手で丈夫な紙がおすすめです。
・きちんと正確に折っていくことを心がけましょう。仕上がりもきれいになり、脳への刺激も高まります。

紙鉄砲

手に持って思い切り振り下ろすと、「パンッ」と威勢のいい音が出ます。腕を振る動作に加えて、聴覚的な刺激が加わるのも、脳を目覚めさせるのに一役買ってくれます。

基本の動き　新聞紙など長方形の紙で「紙鉄砲」を折る。できたら、端を持ち勢いよく振って音を出す。

作り方

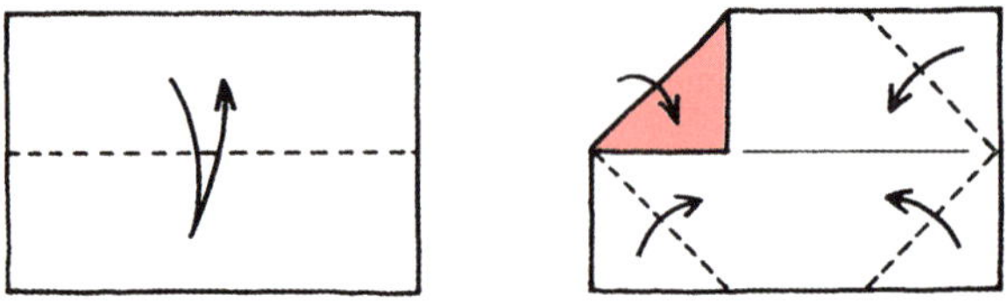

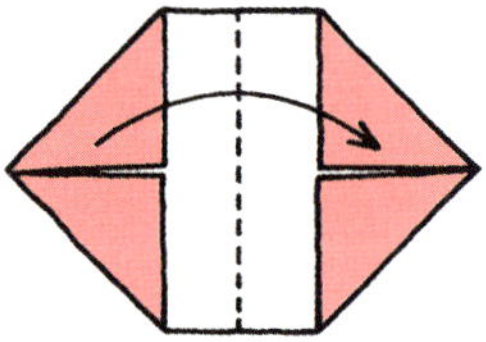

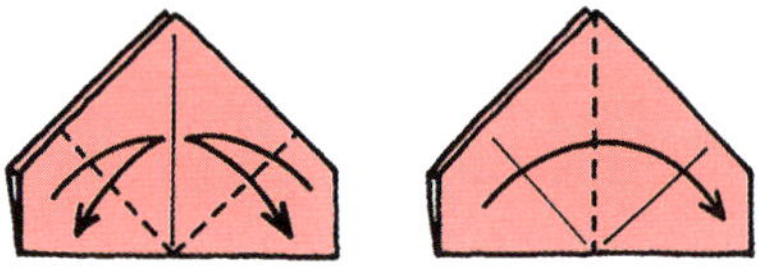

折り目をつけて戻す。　半分に折る。

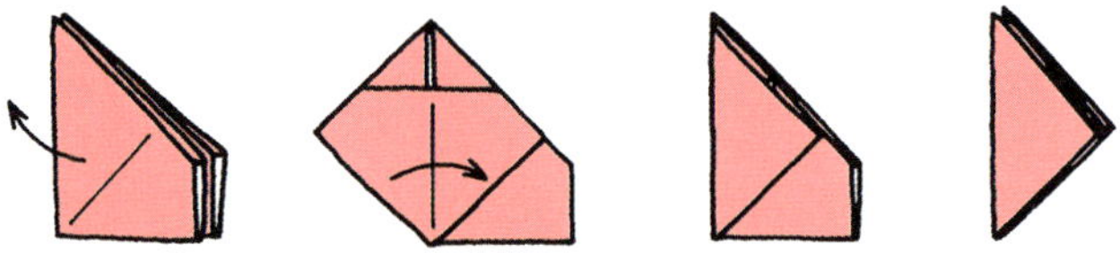

手前半分を立てて、内側を広げてつぶすように折り、さらに半分に折る。反対側も同様に折る。　できあがり。

遊び方

できあがった紙鉄砲の端を持ち、手首のスナップを
使いながら、勢いよく振り下ろす。

右手で

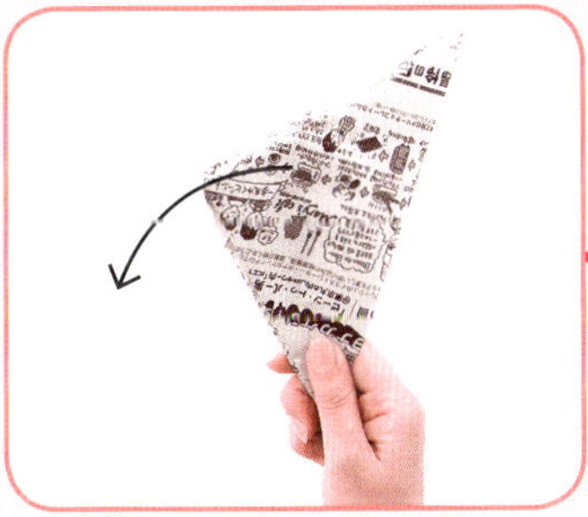

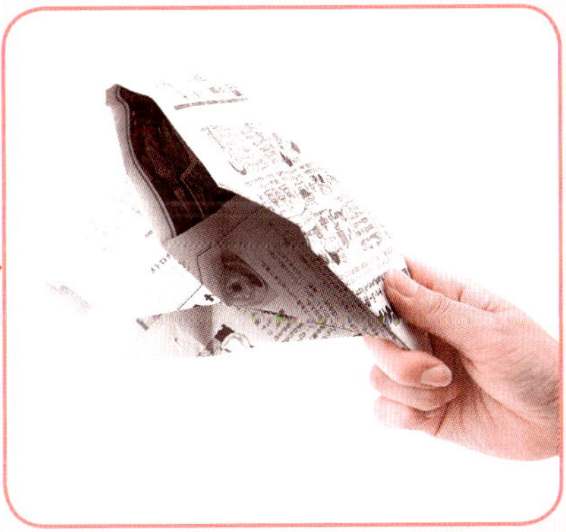

左手で

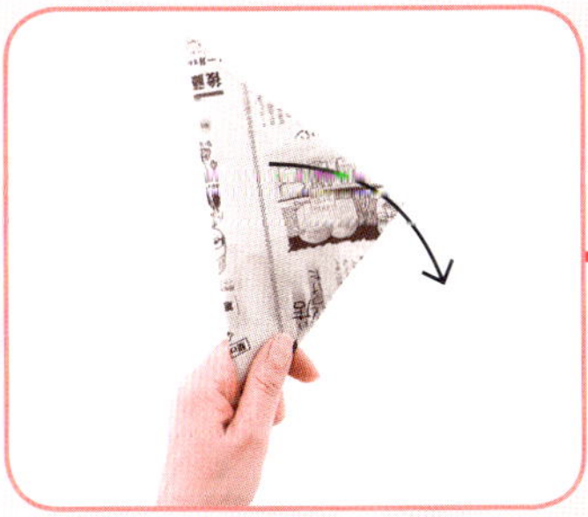

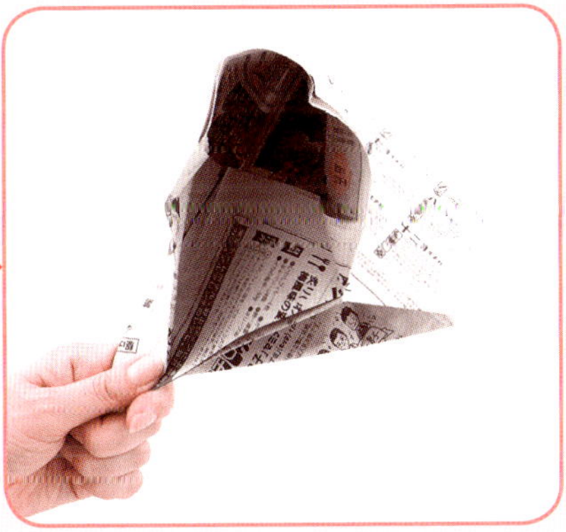

POINT

・使う紙は、固すぎても柔らかすぎても音が出にくいので、新聞紙や折り込みちらしぐらいの固さの紙がおすすめです。
・大きな音が出るので、周りの人に配慮して行いましょう。

監修 白澤卓二（しらさわたくじ）

新宿白澤記念クリニック最高顧問、白澤抗加齢医学研究所所長、医学博士。千葉大学大学院医学研究科博士課程修了。専門は寿命制御遺伝子の分子遺伝学、アルツハイマー病の分子生物学、アスリートの遺伝子研究。米国ミシガン大学医学部神経学客員教授、獨協医科大学医学部生理学（生体情報）講座特任教授、バイオフィリアリハビリテーション学会理事長、日本ファンクショナルダイエット協会理事長、日本アンチエイジングフード協会理事長、アンチエイジングサイエンスCSO、ライフ・レングス®社（本社マドリッド）科学顧問。著書に『もの忘れ・認知症を防ぐ！ 脳が若返るトレーニング』『実践型 新・家庭の医学』（以上、主婦と生活社）、『決定版100歳までボケない120の方法』（文藝春秋）など、著書・監修書は200冊以上。

最新ワザ！ 100歳までボケない手指体操

- ●装丁・デザイン　興水典久
- ●撮影　金子吉輝（DUCK TAIL）
- ●イラスト　種田瑞子
- ●取材・文　島村枝里
- ●協力　グループこんぺいと
- ●校閲　滄流社
- ●企画・編集　（株）こんぺいとぷらねっと
- ●編集担当　山村誠司

参考文献
『認知症を予防する、脳が若返る！「指なぞり」体操』（KKベストセラーズ）

監　修　白澤卓二
編集人　池田直子
発行人　永田智之
発行所　株式会社 主婦と生活社
〒104-8357　東京都中央区京橋3-5-7
TEL03-3563-5129（編集部）
TEL03-3563-5121（販売部）
TEL03-3563-5125（生産部）
http://www.shufu.co.jp

製版所　東京カラーフォト・プロセス株式会社
印刷所　太陽印刷工業株式会社
製本所　共同製本株式会社

Ⓡ本書を無断で複写複製（電子化を含む）することは、著作権法上の例外を除き、禁じられています。本書をコピーされる場合は、事前に日本複製権センター（JRRC）の許諾を受けてください。また、本書を代行業者等の第三者に依頼してスキャンやデジタル化をすることは、たとえ個人や家庭内の利用であっても一切認められておりません。JRRC（http://www.jrrc.or.jp　eメール：jrrc_info@jrrc.or.jp　電話：03-3401-2382）

ISBN978-4-391-14899-2
落丁・乱丁・その他不良本はお取り替え致します。お買い求めの書店か小社生産部までお申し出ください。

©SHUFU-TO-SEIKATSUSHA 2016 Printed in Japan